DE

L'OPÉRATION CÉSARIENNE

POST MORTEM

A L'OCCASION D'UNE DISCUSSION

SOULEVÉE

SUR CE SUJET A L'ACADÉMIE IMPÉRIALE DE MÉDECINE.

Par le Docteur DEPAUL,

MEMBRE DE CETTE ACADÉMIE,

Professeur agrégé à la Faculté de Médecine, chirurgien de l'Hôpital des Enfants assistés, etc.

PARIS

IMPRIMERIE DE E. BRIÈRE

RUE SAINT-HONORÉ, 257.

1861.

DE
L'OPÉRATION CÉSARIENNE
POST MORTEM

A L'OCCASION D'UNE DISCUSSION

SOULEVÉE

SUR CE SUJET A L'ACADÉMIE IMPÉRIALE DE MÉDECINE.

Par le Docteur DEPAUL,

MEMBRE DE CETTE ACADÉMIE,

Professeur agrégé à la Faculté de Médecine, chirurgien de l'Hôpital des Enfants assistés, etc.

PARIS

IMPRIMERIE DE E. BRIÈRE

RUE SAINT-HONORÉ, 257.

1861.

DE

L'OPÉRATION CÉSARIENNE

POST MORTEM.

Messieurs,

Deux communications distinctes et différentes à plus d'un titre sont le point de départ de la discussion à laquelle je vous demande la permission de me livrer aujourd'hui. L'une est de M. le docteur Félix Hatin, et vous a été faite dans la séance du 23 novembre dernier ; elle est destinée à soulever une question de responsabilité médicale relative à l'hystérotomie *post mortem.* L'autre est une lecture de notre zélé collègue M. de Kergaradec, lecture qui nous a été faite le 8 janvier de cette année et qui a pour titre : « Du de- » voir de pratiquer l'opération césarienne après la mort de la » mère. »

Sous certains rapports il aurait été peut-être désirable que quelques-unes des propositions émises, particulièrement par notre collègue, eussent été soumises à une discussion immédiate : cela aurait permis à chacun de vous d'être plus au courant de la question, d'en suivre plus facilement les diverses phases et de mieux juger les doctrines opposées qui se trouveront en présence. L'enchaînement de nos travaux n'a pas permis qu'il en fût ainsi, et je me plais à reconnaître qu'une ample compensation nous a été donnée par l'importante communication qui nous a été faite par M. Trousseau *sur la congestion cérébrale apoplectiforme dans ses rapports avec l'épilepsie*, et par les discours de plusieurs de nos éminents collègues qui ont captivé notre attention pendant près de trois mois.

Le long intervalle qui s'est écoulé a d'ailleurs permis à plusieurs médecins de vous transmettre des observations suivies de réflexions intéressantes, parmi lesquelles je citerai celles de MM. Laforgue,

Binaut et Devilliers. D'un autre côté, la commission que vous aviez nommée a pu, par l'organe de son rapporteur M. Devergie, vous faire connaître son opinion sur quelques-uns des travaux qui vous ont été soumis.

A toutes les époques la question de l'opération césarienne *en général* a eu le privilége d'exciter un vif intérêt parmi les médecins, et je puis ajouter parmi les personnes étrangères à la médecine. Mais cet intérêt se trouve naturellement accru par les conditions particulières qui précèdent et qui entourent cette opération quand on est appelé à la pratiquer après la mort de la mère. Souvent, en effet, il s'agit d'une femme qui naguère était pleine de vie et qu'un accident complétement imprévu vient de faire succomber. Quelle sera la conduite du médecin en admettant qu'il ait été témoin de la catastrophe? Portera-t-il l'instrument tranchant sur ce corps qui lui paraît inanimé, mais alors qu'aucun des signes certains de la mort, d'après la science, n'a pu encore être constaté? Ou bien dans quelle limite pourra-t-il temporiser pour s'éclairer sur la réalité du décès de la mère sans compromettre la vie de l'enfant, si tant est que celui-ci ait survécu? J'en appelle ici à tous ceux qui ont eu à prendre un parti en pareille conjoncture? Est-il dans l'exercice de notre difficile profession une situation plus délicate et qui engage plus directement notre responsabilité morale? Quant à moi, je ne le pense pas et je n'oublierai jamais la cruelle perplexité dans laquelle je me suis déjà trouvé plusieurs fois.

L'Académie ne s'est jamais occupée d'une question plus intéressante et plus digne de ses méditations. Le corps médical lui saura gré, j'en suis sûr, de ce qu'elle fera pour la dégager de toutes les obscurités dont on s'est plu à l'entourer et pour la subordonner aux préceptes de la science et de la morale. Je suis loin cependant de me faire illusion et je comprends combien il est difficile en l'abordant d'éviter les écueils dont elle est entourée. En effet, à côté de choses qui sont du domaine exclusif de la science, il en est d'autres qui touchent aux dogmes fondamentaux de la religion catholique. Il résulte de ce contact, presque inévitable, que le médecin qui avec toute bonne foi cherche, dans les premières, sa règle de conduite, s'expose à se mettre en désaccord avec certains préceptes que l'église enseigne, et à passer, aux yeux de quelques personnes, pour un homme irréligieux. Cette crainte m'a fait un instant regretter d'avoir été trop prompt à demander la parole lorsque M. de Kergaradec nous fit sa communication. Cependant, Messieurs, en y réfléchissant, et me sentant d'ailleurs encouragé par la pureté de mes intentions, il m'a semblé qu'on pouvait sans s'écarter du respect qu'on doit à une religion qui est sienne, aborder tous les points qui se rattachent de près ou de loin à l'opération césarienne pratiquée *post mortem*. Je suis même bien convaincu que les ministres de cette religion qui ont fondé leurs préceptes sur des données fournies par la science et qui ont voulu ce qui est vrai et raisonnable, sauront gré à ceux qui comme moi cherchent à leur faire reconnaître des erreurs dans lesquelles ils sont bien excusables d'être tombés, puisque n'ayant habituellement aucune des connaissances spéciales indispensables, ils ont pu s'en laisser imposer par des apparences trompeuses et donner à des faits empruntés, pour la plupart, à une époque d'ignorance et de superstition, une valeur qu'ils ne méritent pas. Quoi qu'il advienne, je tiens à declarer, avant d'aller plus loin, que je me propose de ne parler de cette délicate question qu'avec toute la réserve qu'elle comporte.

J'ai besoin de m'expliquer d'abord sur la note de M. F. Hatin, qui n'a voulu soulever qu'une question de déontologie médicale, mais qui à mon sens l'a mal comprise. Cet honorable confrère s'est demandé si le médecin avait le droit de pratiquer l'opération césarienne après la mort de la mère ? Quant à lui, il paraît penser que la loi et les ordonnances administratives ne le lui permettent pas. Il voudrait que l'Académie traçât aux médecins la conduite qu'ils ont à suivre, qu'elle intervînt auprès de l'autorité pour l'éclairer sur ce sujet. Selon lui encore, il y aurait urgence à faire cesser l'incertitude du praticien qu'il suppose placé dans la pénible alternative d'obéir à sa conscience en transgressant la loi ou de sacrifier à celle-ci le sentiment personnel de son devoir, et pour cela il ne voit d'autre moyen que de faire inscrire dans nos Codes non-seulement le droit du médecin, mais encore une recommandation expresse qui lui impose l'intervention. Je pense, avec la commission qui a été chargée d'examiner ce travail, que la législation actuelle suffit à sauvegarder les droits professionnels du médecin et l'accomplissement de ses devoirs envers la femme qui vient de succomber. L'Académie ne peut et ne doit faire qu'une chose, c'est de montrer, sans sortir du domaine scientifique, dans quelles circonstances il faut agir et quand, au contraire, il est indiqué de s'abstenir.

J'ai vivement regretté que la commission si autorisée, et dont M. Devergie a été le rapporteur, se soit contentée d'une simple analyse du mémoire de M. Hatin et de la courte conclusion que je viens de faire connaître. Elle n'a pas été beaucoup plus explicite dans les nouvelles conclusions qu'elle nous a communiquées en vous rendant compte du mémoire de M. Laforgue et de l'observation de M. Binaut. C'est à peu près la même idée reproduite sous une autre forme, qui ne suffira pas pour faire cesser les craintes et les incertitudes exprimées par M. Hatin, et qui ont été reproduites dans les communications plus récentes de MM. Laforgue et Bonnet.

On peut d'ailleurs voir dans la thèse de M. Devilliers, publiée en 1838, et dans la note qu'il vous a lue dans la séance du 19 mars dernier, que ce médecin, de son côté, ne se trouve pas suffisamment autorisé. En 1838, après avoir signalé ce qu'il appelle une lacune dans nos lois, il réclamait une ordonnance destinée à régulariser la conduite du praticien et à lui donner l'appui des autorités. Dans sa récente communication, il va plus loin : il demande une décision formelle de l'Académie et même *des tribunaux*. Car l'état actuel de la législation et les décrets antérieurement publiés ne lui paraissent pas suffisants. J'ai déjà dit que je ne partageais pas cette manière de voir, et je demande la permission d'entrer dans quelques explications pour justifier mon opinion.

Je ne pense pas que les occasions de pratiquer l'opération césarienne après la mort de la mère soient aussi fréquentes que semble le croire M. F. Hatin. Je n'admets pas non plus que c'est parce que la ferveur religieuse est moins grande qu'autrefois ou parce que l'on craint de se mettre en opposition avec la loi, qu'on y a moins souvent recours que dans les temps passés. La raison en est, à mon sens, dans les progrès de la science qui permettent de mieux apprécier les raisons qui seules peuvent légitimer une semblable intervention.

C'est à tort qu'on a invoqué l'art. 77 du Code civil. Cet article dit simplement qu'aucune inhumation ne sera faite sans une autorisation de l'officier de l'état civil, et que vingt-quatre heures après le décès qui aura dû être constaté. Quel rapport veut-on trouver entre l'inhumation et une opération chirurgicale destinée à préserver de la mort un être encore renfermé dans le sein de sa mère? L'instruction de M. de Rambuteau, en date du 25 juillet 1844, qui défend avant ce délai légal de procéder à l'ensevelissement, à la mise en bière, au moulage, à l'autopsie *et à toute autre opération dont un corps peut être l'objet*, n'est pas plus applicable dans l'espèce. Cela est si vrai que déjà, en 1839, M. le préfet de la Seine avait prescrit aux médecins inspecteurs de la vérification des décès, *l'autopsie des femmes mortes en état de grossesse, dans le but de tenter de sauver l'enfant chez lequel la vie pourrait n'avoir pas cessé.*

Rien, comme on vient de le voir, ne justifie les craintes de quelques-uns de nos confrères. Il y a plus, la loi et les règlements qui ont sagement cherché à prévenir les dangers des inhumations précipitées n'ont pas montré moins de sollicitude pour l'enfant pendant cette période de la vie qu'il passe dans la cavité utérine.

L'art. 312 du Code civil, après avoir déclaré que l'enfant conçu pendant le mariage avait pour père le mari, déclare néanmoins que celui-ci pourra désavouer l'enfant s'il prouve que, pendant le temps qui aura couru depuis le trois-centième jour jusqu'au cent-quatre-vingtième avant la naissance de cet enfant, il était, soit par cause d'éloignement, soit par l'effet de quelque accident, dans l'impossibilité physique de cohabiter avec sa femme. Disons, en passant, que cet article, quoique ne s'occupant que de la légitimité, contient implicitement la fixation de la viabilité légale et qu'il la porte à la fin du sixième mois ou au cent-quatre-vingtième jour.

L'article 725 dit que, pour succéder, il faut nécessairement exister à l'ouverture de la succession. Sont exclus : 1° celui qui n'est pas encore conçu ; 2° l'enfant qui n'est pas né viable, etc.

L'article 906 dispose que, pour être capable de recevoir entre vifs, il suffit d'être conçu au moment de la donation ; que, pour être capable de recevoir par testament, il suffit d'être conçu à l'époque du décès du testateur : Il ajoute que néanmoins la donation ou le testament n'auront d'effet qu'autant que l'enfant sera né viable....

J'ajouterai enfin que l'article 393, prévoyant le décès du mari pendant la grossesse de la femme, veut qu'il soit nommé un curateur au ventre par le conseil de famille.

Il n'y a donc pas à se poser la question de savoir si la loi reconnaît au médecin le droit de pratiquer l'opération césarienne après la mort de la mère. La loi ne pouvait rien prescrire à cet égard. Elle a sagement fait en laissant au médecin sa liberté d'action ; seul il est capable d'apprécier convenablement les conditions diverses qui peuvent s'offrir à lui et modifier selon les cas la détermination qu'il doit prendre. Il ne peut et ne doit relever que de sa conscience et de son savoir. Il faut bien se garder de confondre les actes criminels et les opérations de quelque nature qu'elles soient qui sont réclamées par les lois de la morale et de l'humanité. Les articles 316 et 317 du Code pénal punissent sévèrement le crime de castration et celui d'avortement. Est-ce que la crainte de cette pénalité a fait hésiter le chirurgien quand il a cru devoir, dans l'espoir de conserver la vie à certains malades, recourir à l'une ou l'autre de ces opérations ? A-t-il éprouvé le besoin de réclamer un article de loi pour mettre sa responsabilité à couvert ?

Si les législateurs, comme on paraît le désirer, étaient mis en demeure de se prononcer sur de semblables questions, leur premier soin, soyez-en sûrs, serait de demander l'avis des médecins, et ceux-ci, guidés par l'intérêt bien entendu des malades et aussi par le sentiment de leur propre dignité, n'auraient qu'à souhaiter qu'on les laissât, comme par le passé, maîtres de leurs actions. Je le demande, d'ailleurs, la loi qui protège toutes les religions pourrait-elle imposer au médecin juif de pratiquer une opération césarienne dans le but unique de conférer le baptême à un enfant appartenant à des parents catholiques? Ce sont là des questions graves et auxquelles on ne me paraît pas avoir suffisamment réfléchi. Pour ma part, je ne dirai pas que j'ai eu le malheur (car appartenant à la religion catholique, je ne puis considérer cela comme un malheur), mais il m'est arrivé de baptiser sans le savoir un enfant né de parents juifs, et je n'oublierai jamais l'indignation que manifesta la mère lorsque, croyant lui annoncer une heureuse nouvelle, je lui fis part de ce que j'avais fait.

Je crois en avoir dit assez pour répondre aux scrupules manifestés par quelques-uns de nos confrères, et je ne vois pas pourquoi ils ne se trouveraient pas tout aussi autorisés, pour pratiquer l'opération césarienne après la mort de la mère, que pour cette même opération qu'ils n'hésitent pas à faire sur la femme vivante. Je comprends seulement qu'ils n'agissent pas aveuglément en se croyant obligés d'intervenir toutes les fois qu'ils se trouvent en présence d'une femme enceinte qui a cessé de vivre.

Ceci me conduit au mémoire de M. de Kergaradec, dont je désire surtout m'occuper.

Tous les points se rattachant à l'opération césarienne *post mortem* y ont été traités dans des chapitres distincts; il parle successivement de la question légale, de la question médicale, de la question théologique et de la question morale.

Je rappellerai que ce travail est déjà ancien, puisque l'auteur l'a publié en 1846 dans l'*Armorique de l'Ouest*, qu'il a été reproduit plus tard dans un recueil de médecine légale, et que le docteur Debreyne, prêtre et religieux de la Grande-Trappe, l'a inséré presque en entier dans la seconde édition de sa *Mœchialogie*, qui contient un abrégé pratique d'embryologie sacrée.

Chacun de nous avait donc déjà pu le connaître et le méditer avant la nouvelle édition qui nous en a été donnée par notre savant collègue. En ce qui me concerne, je dois dire que tout en acceptant quelques-unes des propositions qu'il renferme, il en est beaucoup d'autres qui ne me paraissent pas admissibles; que des faits nombreux y sont relatés, qui manquent de vraisemblance et d'authenticité, et qui ne justifient en aucune façon les conclusions qui en ont été déduites.

En étudiant ce qui a été écrit sur l'opération qui nous occupe, il m'a semblé que s'il y avait encore beaucoup d'opinions divergentes, cela dépendait bien moins des difficultés du sujet que du peu d'ordre qu'on avait mis dans l'examen de ses divers points, confondant ainsi des choses essentiellement différentes. Mon premier soin sera donc, pour éviter de tomber dans le même écueil, d'établir une première division qui me paraît indispensable et qui simplifiera beaucoup ce que j'ai à dire. J'examinerai d'abord l'opportunité de l'opération césarienne *post mortem* pour les grossesses qui ont dépassé le 6e mois ou le 180e jour. Puis j'étudierai les indications de cette même opération pour les grossesses plus ou moins avancées, mais qui n'ont pas atteint cette dernière limite.

1° *De l'opération césarienne* post mortem *pour les grossesses qui ont dépassé le* 180e *jour*.

Pour certains cas qui rentrent dans cette première division, je puis formuler une proposition générale qui ne soulèvera pas de contradiction. Il est indiqué de recourir à l'opération césarienne si on a la certitude que l'enfant est vivant ; j'ajouterai même qu'il faut la faire encore lorsque les signes de la vie de l'enfant n'ont disparu que depuis très-peu de temps (quelques minutes par exemple). Au reste, je m'expliquerai plus tard sur ce dernier point. De la sorte on donne satisfaction à toutes les exigences : au point de vue religieux comme au point de vue médico-légal (car l'enfant peut être viable), on remplit son devoir sans s'écarter des règles que trace la science.

Mais une première difficulté se présente qui a été soulevée dans le mémoire de M. de Kergaradec. A quel moment de la vie intra-utérine, le développement du fœtus est-il assez complet pour que celui-ci puisse continuer son existence, lorsqu'il naît accidentellement ou par la volonté du médecin avant le terme régulier de la gestation ? En un mot, à quelle époque commence sa viabilité, en mettant de côté, bien entendu, les vices de conformation divers qui ne lui laissent aucune chance de vie même lorsqu'il naît à terme ? Notre collègue ne se contente pas de la présomption légale d'où il semble résulter que la viabilité est acquise au fœtus à partir seulement du 180e jour de la grossesse. Il déclare que la viabilité peut exister à une époque beaucoup moins avancée, et il n'hésite pas à l'admettre pour des enfants qui n'auraient séjourné que quatre ou cinq mois dans la cavité utérine. Pour mon compte, je suis d'un avis diamétralement opposé. Je n'ai jamais vu, et je suis sûr que tous ceux qui m'écoutent sont dans le même cas, un enfant naître viable lorsqu'il était réellement né avant le 180e jour. Je crois même pouvoir assurer qu'il n'y a pas d'observation suffisamment authentique, démontrant sans réplique qu'un enfant né avant six mois et demi ait continué à vivre au-delà de quelques heures ou de quelques jours.

Conserver un enfant qui a passé 210 et même 225 jours dans la cavité utérine est déjà un problème si difficile à résoudre qu'après plus de vingt années passées dans la pratique des accouchements, il me serait facile de compter le petit nombre de ces cas qui ont été suivis de succès. Encore pour obtenir de loin en loin quelques-uns de ces heureux résultats, faut-il se trouver dans des conditions exceptionnelles qu'on ne rencontre que dans la classe aisée et intelligente. Dans la classe ouvrière et même dans nos services hospitaliers, on peut être sûr de ne rien voir de semblable. Qu'il me suffise de rappeler qu'à 150 jours (ou cinq mois), le fœtus n'a que 20 ou 30 centimètres de longueur et qu'il pèse à peine 300 ou 350 grammes, qu'à 180 jours (ou six mois), il est long de 25 à 35 centimètres et que son poids peut varier entre 600 et 800 grammes. Pour quiconque a vu ces petits avortons à peau molle, transparente et incomplète; pour quiconque a étudié le développement inachevé de leurs poumons et de leur appareil digestif, il est facile de comprendre que, si on consent à accepter le terme légal de 180 jours, on soit en droit de faire quelques réserves au point de vue purement scientifique, et que surtout on ne soit pas disposé à reculer encore ce terme.

Je ferai remarquer d'un autre côté qu'on se trouve presque toujours en présence d'une grande difficulté quand on veut établir le véritable point de départ d'une grossesse, et par conséquent, l'époque à laquelle elle est parvenue. Si on consulte la dernière apparition des règles, et c'est en général un des plus sûrs moyens, on peut être trompé par les anomalies diverses de la menstruation. Il n'est pas impossible que l'écoulement périodique continue à se produire pendant les premiers mois de la gestation. Mais en supposant que tout se soit passé régulièrement de ce côté, admettra-t-on que la conception a eu lieu immédiatement après la dernière époque, ou très-peu de jours avant la première époque qui a manqué ? L'expérience de chaque jour prouve qu'il n'en est pas ordinairement ainsi, et quoique la femme ait le privilége de pouvoir devenir grosse à tous les instants qui séparent deux périodes menstruelles, il est très-habituel de constater par le résultat final que la fécondation n'a eu lieu que 10 à 15 jours après la cessation des dernières règles.

Si on s'adresse au poids de l'enfant pour arriver à quelque chose de plus précis, l'embarras est le même, car le poids d'un enfant à terme pouvant varier entre deux, six et même sept kilos, il en résulte qu'aux différentes époques de la grossesse il pourra y avoir sous ce rapport et chez les diverses femmes des variétés sans nombre. Je ne parlerai pas du volume de l'utérus, des modifications de son col ou des premiers mouvements actifs du fœtus perçus par la mère, par la main ou l'oreille du médecin : chacun sait combien tout cela est variable et incertain.

Mais, me dira-t-on, de nombreuses observations ont été publiées. M. de Kergaradec en particulier en a réuni un certain nombre. Voyons donc sérieusement si les faits invoqués pour combattre la doctrine que je défends sont admissibles, ou si au contraire ils ne sont pas dépourvus de tous les caractères indispensables pour leur donner la valeur d'observations authentiques. Je n'ai rien à dire des cas cités pour démontrer que des enfants nés entre le 180me et 210me jour ont vécu. Tout en les regardant comme des phénomènes d'une rareté extrême, il est convenu que je ne veux pas les contester, et que je les admets comme possibles ; mais il n'en est pas de même des suivants qui nous ont été donnés comme des exemples de fœtus nés entre le cinquième et le sixième mois.

« Cardan aurait vu à Milan une jeune fille de dix-huit ans que la mère avait eue à 168 jours (cinq mois et 18 jours après un avortement). A la même époque et dans la même ville, au couvent de Ste-Radegonde, vivait une religieuse nommée sœur Euphrasie, née 170 jours (cinq mois et 20 jours), après un avortement. » Cet auteur avertit de ne pas prendre ces cas de naissances précoces pour des exemples de superfétation. Ce serait, dit-il, expliquer un fait rare par un fait plus rare encore et bien plus merveilleux. Heureusement qu'il n'est nullement nécessaire de faire intervenir le merveilleux pour donner à ces observations une interprétation toute naturelle. Il ne s'agissait là ni de naissances précoces, ni de superfétation, mais bien de grossesses gémellaires qui, troublées dans leur marche, se sont trouvées transformées en grossesses uniques par l'expulsion de l'un des œufs. Cette transformation n'est pas commune à observer, j'en conviens, car pour être possible, elle suppose presque toujours une indépendance complète des deux œufs, au moins dans la portion placentaire, et de plus un utérus peu irritable, dont la contractilité, après avoir été mise en jeu, est susceptible de se calmer. Pour mon compte, j'ai très positivement observé trois cas de ce genre.

D'ailleurs, si l'explication de Cardan, acceptée par M. de Kergaradec, était juste, il serait inexact de dire que ces deux grossesses avaient duré l'une cinq mois et 18 jours, l'autre cinq mois 20 jours. Car il est de toute impossibilité de faire remonter la fécondation aux premiers jours qui ont suivi ces avortements, l'état de l'utérus ne la permettant pas alors.

Valésius parle d'une fille de douze ans qui serait née à cinq mois. Mais pour preuve il se contente de dire que *ce fait attesté par les personnes de la maison est d'ailleurs appuyé sur des preuves très fortes*. Quelles sont ces preuves? nous l'ignorons. Quant aux témoignages des gens du monde, en pareille matière, chacun de nous sait la confiance qu'il faut leur accorder.

Les observations de Schenkius, celles de Paul Amman et de Montuus, rentrent dans la même catégorie et ne sont pas plus concluantes. Je repousse également le fait de Brouzet, rapporté par Capuron qui n'en garantit pas l'authenticité, et celui du duc de Fronsac, depuis maréchal de Richelieu, malgré l'arrêt du parlement de Paris qui le déclara légitime, quoiqu'il fût né au terme de cinq mois.

Tout le monde, ajoute notre collègue, connaît l'histoire de Fortunio Licetti, médecin célèbre, *né*, *dit-on*, à quatre mois et demi. Il aurait passé les premiers mois de son existence dans un four où l'on entretenait une douce chaleur. On sait aussi que Licetti mourut à l'âge de 80 ans.

Pour être juste, cependant, je dois ajouter que M. de Kergaradec, après avoir rapporté tous ces faits en preuve de son opinion, est préoccupé de leur invraisemblance, dont la dernière limite est atteinte pour lui-même par le dernier surtout. Pour se raffermir dans ses convictions un instant ébranlées, il cherche un point d'appui dans les opinions émises à ce sujet par les auteurs modernes. Il cite Gardien qui déclare « qu'on est généralement d'accord que l'époque de six mois est la première où l'on puisse admettre que le fœtus est viable. » Puis Orfila, pour lequel « il est absolument impossible, il est vrai, d'assigner au juste l'époque de la grossesse où les enfants jouissent de la viabilité, » mais qui avait eu soin de s'expliquer avant, de manière à bien laisser percer son opinion qui était celle de tout le monde et qui consistait à regarder comme non-viables les enfants nés avant le cent quatre-vingtième jour de la gestation. Orfila rappelle même à cette occasion la fameuse observation de Fortunio Licetti, qu'il considère comme apocryphe, ainsi que toutes celles du même genre.

Il me serait facile de multiplier les citations et de montrer que le temps n'est plus où l'on acceptait sans contrôle les faits aussi extraordinaires que ceux dont j'ai eu à vous parler. Je me résume donc pour ne pas abuser des instants de l'Académie et je dis :

Qu'en fixant à cent quatre-vingts jours l'époque la plus rapprochée de la conception à laquelle le développement organique du fœtus permette à la vie extra-utérine de s'établir et de continuer, on a pris la limite extrême que la raison conseille d'accepter, mais qui ne repose pas encore sur des observations rigoureuses.

Après avoir résolu dans ce sens la question de viabilité, j'aborde les véritables difficultés que présente l'étude de l'opération césarienne post-mortem, et il est toujours bien entendu que je ne m'en occupe en ce moment qu'au point de vue des grossesses qui ont dépassé la fin du sixième mois. La solution aussi nette et aussi précise que possible des deux problèmes suivants permettra de placer la discussion sur son véritable terrain, de rallier, j'espère, toutes les opinions et de donner satisfaction aux préceptes de la religion catholique et aux devoirs d'humanité que la science impose au médecin.

1° En admettant que le fœtus renfermé dans la cavité utérine n'ait pas succombé avant la mère, combien de temps peut-il continuer à vivre après la mort de celle-ci ?

2° Le médecin a-t-il à sa disposition des moyens certains pour reconnaître si l'enfant, encore contenu dans l'utérus d'une femme morte, continue à vivre, ou s'il a lui-même cessé d'exister ?

« Plusieurs médecins, dit M. de Kergaradec, paraissent croire que le fœtus ne survit que très peu de temps à sa mère. On a été jusqu'à limiter ce temps à quelques quarts d'heure et même à quelques minutes. C'est là une erreur dont les conséquences peuvent être très graves et contre laquelle protestent des observations très exactes et très multipliées. Nous allons en citer quelques unes. »

Ces observations, qu'il importe d'examiner sérieusement pour les réduire une fois pour toutes à leur juste valeur, sont les mêmes que celles sur lesquelles se sont fondés : Cangiamila, son traducteur, l'abbé Dinouard, le père Debreyne, les auteurs des diverses embryologies sacrées, et il faut bien le dire aussi, un petit nombre de médecins qui partagent l'opinion de notre collègue.

Une première série de faits se rapporte à des *naissances posthumes et spontanées.*

« On lit, dans *Horstius*, qu'une femme fut pendue en 1567.

Deux heures après sa mort elle accoucha de deux enfants pleins de vie.

« Une dame anglaise, étant morte en état de grossesse, son enfant naquit le jour suivant (*Harvey*).

Une femme enceinte mourut à Sambuca, en Sicile; on pratiqua l'opération césarienne, mais l'utérus fut trouvé vide. On s'étonnait; l'enfant était sorti par les voies ordinaires et avait été étouffé sous les couvertures.

En Saxe, une femme grosse fut trouvée assassinée dans les champs et la tête presque séparée du tronc. Deux enfants sortirent d'eux-mêmes.

Don Francesco Arevalle, de Ségovie, partit pour un voyage. Sa femme, enceinte, tomba malade et mourut. A l'arrivée du mari, elle était déjà enterrée. Dans l'excès de sa douleur, Arevalle veut la voir une fois encore et en obtient l'exhumation. Au mouvement qui se manifeste dans le ventre et à certains cris sourds (*Vagitus uterinus*), on aperçoit qu'elle accouche. L'enfant fut par la suite gouverneur de province. »

A ces exemples qui sont tous rapportés dans l'embryologie sacrée de Cangiamila, M. de Kergaradec ajoute le suivant qui est tiré de l'*Anthropographia* de J. Rioland. « Une dame de Bruxelles mourut le jeudi à dix heures du soir. Le samedi suivant, à dix heures du matin, elle accoucha d'un enfant de sept mois, vivant.

Déjà à cette époque le fait parut extraordinaire, car une consultation signée de Rioland et de plusieurs autres célébrités de la Faculté de médecine de Paris, décida que très probablement la mort réelle n'avait eu lieu que le vendredi soir, au moment où l'on avait observé des mouvements du ventre et entendu un *vagitus uterinus*. « Admettons cette hypothèse, ajoute notre collègue, resteraient encore douze heures de survie. » Ne l'admettons pas, au contraire, lui dirai-je, et si on a pu se tromper sur la réalité de la mort de cette femme depuis le jeudi dix heures du matin jusqu'au vendredi soir, reconnaissons que l'erreur a pu durer quelques heures de plus, et que lorsque l'enfant est né vivant, la mère n'avait pas encore rendu le dernier soupir. Puisqu'on en est réduit aux hypothèses, il est plus sage d'écarter le merveilleux et de s'en tenir à ce qui est simple et naturel.

L'observation de Horstius est par trop vague et trop dépourvue de détails pour mériter plus de confiance. Il est d'ailleurs très possible que cette femme, qui avait été pendue, ne fût pas définitivement morte lorsqu'elle accoucha. On sait, en effet, que dans ce genre de supplice la vie ne disparaît pas avec la même rapidité chez tous les individus; et il n'est pas sans exemples que des hommes qu'on avait pendus et qu'on croyait bien et duement morts aient, après un temps assez long, prouvé par des manifestations non douteuses qu'il n'en était rien.

Je suis loin, d'ailleurs, de contester les *naissances posthumes spontanées*, seulement je leur connais une explication naturelle, et m'étonne que notre savant collègue, en les signalant comme un argument en faveur de la théorie qu'il soutient, consente à se rendre solidaire d'une erreur depuis longtemps rejetée et qui consistait à croire que l'enfant, par des mouvements actifs, était le principal agent de son expulsion pendant l'acte de la parturition. Que Cangiamila et les autres théologiens aient accepté des croyances semblables qui ont à peine cours aujourd'hui parmi le vulgaire, cela se comprend; mais qu'un médecin les défende encore à notre époque, j'ai lieu de m'en étonner.

Ces naissances spontanées qui ont quelquefois lieu après la mort des femmes s'observent dans deux conditions différentes. L'utérus possède deux facultés contractiles bien distinctes, la contractilité organique et la contractilité de tissu (ou rétractilité). Lorsque la mort suvient, la première de ces propriétés s'éteint d'abord ; la rétractilité, au contraire, survit pendant quelque temps, et à elle seule elle peut, dans certains cas, expulser le produit de la conception, ce qui se comprend sans peine quand on se rappelle que les divers muscles qui appartiennent à la vie organique, et qui, dans les conditions ordinaires, opposent une assez grande résistance, sont complétement annihilés. Cette explication, d'ailleurs, n'est admissible que dans des circonstances rares, et alors que la mort est toute récente. Quand, au contraire, elle remonte à plusieurs heures ou plusieurs jours, c'est dans un autre ordre de phénomènes qu'il faut chercher la cause de ces *naissances posthumes spontanées*. Ici, en effet, ce sont les gaz que la putréfaction développe dans le tuble digestif et ailleurs, qui chassent le fœtus, comme ils chassent l'urine et les matières fécales.

Sous le titre de : *Naissances posthumes opérées par la section césarienne*, M. de Kergaradec a réuni une deuxième série de faits. Il reconnaît bien que quelques-uns d'entre eux sont sujets à controverse ; mais il en est d'autres qu'il regarde comme trop bien avérés pour qu'aucun doute légitime puisse leur être opposé. J'ai encore le regret de ne pas être de son avis sur ce dernier point, et de ne pouvoir accepter des observations qui n'ont rien de scientifique et qui se ressentent presque toutes de l'esprit de superstition et de crédulité propre à l'époque où elles ont été recueillies.

« En l'an 1200, la mère de saint Raimond-Nonnat, enceinte de lui, tomba dans une grande faiblesse au moment où le travail de l'enfantement se déclarait. Les médecins l'accablèrent de remèdes pendant vingt-quatre heures. Revenue à elle pour un moment, elle demanda qu'après sa mort on s'occupât de sauver l'enfant. Elle mourut en effet. Les médecins refusèrent de l'ouvrir parce que, disaient-ils, la maladie de la mère avait dû se communiquer à l'enfant, et, qu'en tous cas, les remèdes dont ils s'étaient servis l'avaient fait périr infailliblement. Les obsèques ayant été différées pendant trois jours, le parent qu'on attendait arriva et s'étonna que l'on n'eût point obéi aux dernières volontés de la défunte ; alors, tirant son poignard, il ouvrit lui-même le côté de sa parente. L'enfant était plein de vie. Il parvint par la suite à une éminente sainteté. »

Un pareil récit atteint les dernières limites de l'invraisemblance, et je ne sais ce qui doit le plus étonner, de la crédulité de ceux qui nous l'ont transmis, ou de l'intrépidité de ce parent qui, se trouvant fort à propos armé d'un poignard, n'hésita pas à s'en servir. Quant à moi, je ne crains pas de dire que cette histoire a été inventée de toutes pièces, ou que l'opération a été faite sur la femme encore vivante.

J'applique les mêmes réflexions à l'observation de certaine femme de Palerme qui serait morte enceinte et que les sages-femmes et les médecins auraient refusé d'ouvrir, sous prétexte que le ventre ne conservait aucune chaleur et que l'enfant ne donnait aucun signe de vie. Je voudrais bien connaître le nom du chirurgien qui, ne partageant pas leur avis, procéda à *l'ouverture* quinze heures après la mort et qui fut fut assez heureux pour retirer un enfant vivant. Il est fâcheux qu'il n'ait pas fait savoir à quelle maladie la femme avait succombé, comment il avait acquis la certitude de sa mort, quel était l'âge de l'enfant, combien de temps il avait vécu et par quelles manifestations il avait prouvé qu'il était bien vivant.

Mais voici qui est plus extraordinaire encore : « Une femme grosse ayant été assassinée par son mari d'un coup de poignard dans le ventre, les formalités judiciaires ne permirent de faire l'autopsie qu'au bout de quarante-huit heures. L'enfant, quoique blessé au pied par le poignard de l'assassin, fut retiré vivant, et il vécut un quart-d'heure. »

« Qu'eût-ce été s'il avait été secouru plus tôt ? » s'écrie M. de Kergaradec, et c'est là tout ce que lui inspire une semblable narration. Quant à moi, je trouve que cet enfant n'a pas vécu assez longtemps pour une simple blessure au pied, et je me demande s'il a bien été en possession du quart-d'heure de vie qu'on lui prête dans l'observation ?

Je n'accepte pas davantage l'observation relative à la princesse Pauline Schwartzemberg. Quant à celle qui a été insérée dans la *Gazette* de Metz, et de laquelle il résulte qu'une femme qui s'était noyée, ayant été ouverte, on retira un enfant vivant et qui continua à vivre, je ne sais ce qu'il faut en penser, car on ne dit pas combien de temps après la mort l'opération fut pratiquée, et c'est là précisément que gît toute la difficulté. En résumé, toutes ces observations n'inspirent aucune confiance, parce qu'elles manquent de détails suffisants et parce qu'elles ne sont entourées d'aucune garantie scientifique indispensable pour les faire accepter.

Il en est une cependant qui m'embarrasse sérieusement ; c'est celle qui appartient à M. de Kergaradec lui-même. La voici telle qu'elle nous a été racontée :

« En 1807, nous étions interne à l'hôpital du faubourg St-Antoine. Une femme enceinte vint à mourir. L'autopsie ne fut faite que le lendemain après la visite. L'enfant donnait encore quelques signes de vie, et nous eûmes le bonheur de lui administrer le baptême. » Mon embarras, je l'avoue, ne dépend pas de ce que l'observation renferme des éléments de conviction ; il n'a d'autre cause que la déférence que je suis disposé à montrer pour les assertions de notre collègue. Cependant, je lui demande la permission de faire quelques réserves. Le sujet est trop grave pour ne pas y apporter toute la prudence nécessaire. Les observations, pour avoir une valeur réelle, doivent être assez bien détaillées pour ne laisser aucun doute, non seulement dans l'esprit de celui qui les a recueillies, mais encore dans l'esprit de tous ceux qui peuvent être appelés à les apprécier. Au laconisme de celle dont il est question, il semble qu'elle ait été rédigée de souvenir et sans que l'auteur ait pu s'aider de notes prises au moment même. Or, cinquante-quatre ans nous séparent aujourd'hui de 1807. C'est un temps déjà très long pour la mémoire la plus heureuse ! Il serait indispensable que notre collègue pût nous dire comment il s'était assuré que la femme était réellement morte ? A quelle maladie elle avait succombé ? A quel terme la grossesse était parvenue ? Quels étaient *les quelques signes de vie* dont il est parlé qui firent penser qu'on avait administré le baptême à un être vivant ? Combien de temps enfin se prolongea son existence ? Jusqu'à ce que nous ayons été très catégoriquement renseignés sur ces divers points, je demande à rester

2

dans l'incertitude, tout en inclinant beaucoup à penser qu'on n'a probablement baptisé qu'un cadavre.

Pourquoi, d'ailleurs, n'observerait-on plus aujourd'hui ce qu'on aurait observé si souvent autrefois? M. Velpeau, en étudiant la question de l'opération césarienne post mortem, déclare qu'après quelques quarts-d'heure les enfants sont certainement morts, et il considère comme inutile toute opération pratiquée une ou deux heures après la cessation de la vie de la femme.

Il ne croit ni à l'observation relative à la princesse Schwartzemberg, ni aux faits rapportés par Millot, Flajani, Verlingius, Cangiamila, Burton, Sarrois, etc., etc., desquels il semblerait résulter que plusieurs heures, et même plusieurs jours après la mort des mères, on aurait pu extraire des enfants vivants; mais il accepte celles de Guillemeau, de Jackson, de M. Deleau, de M. Huguier, dans lesqelles on opéra immédiatement, un quart d'heure ou une demi-heure après.

Puisqu'on s'est occupé de réunir des faits aussi peu croyables que ceux dont j'ai parlé plus haut, pourquoi n'y a-t-on pas ajouté le suivant, que le hasard a fait tomber sous mes yeux, et qui est intitulé le prodigieux enfant pétrifié de la ville de Sens. Dans cette observation, racontée par un médecin, on parle d'un enfant qui aurait vécu vingt-huit ans dans le sein de sa mère, et qui en aurait été extrait après ce long intervalle par une opération dont tous les détails sont minutieusement décrits. Mais, chose bien plus extraordinaire encore, cet enfant, au moment où il fut péniblement retiré de la coque osseuse qui le renfermait, montra qu'il n'avait pas perdu son temps pendant sa longue inclusion, car il se mit immédiatement à parler latin, et le narrateur ajoute sérieusement qu'il partit pour voyager, et qu'il racontait dans cette langue les particularités si curieuses de son entrée dans la vie.

Revenons au sérieux que comporte notre sujet, et voyons si, dans les faits modernes, dans ceux qui se sont pour ainsi dire passés sous nos yeux, on a observé quelque chose qui soit de nature à ébranler notre conviction.

En 1837, j'étais alors interne à la clinique d'accouchement, et M. le professeur Paul Dubois était suppléé par M. le docteur Ménière (agrégé). Une femme de quarante ans, enceinte de huit mois et quelques jours, se trouvait dans le service; elle était affectée d'une maladie du cœur avec infiltration générale. Tout à coup elle fut prise d'accidents cholériformes, qui firent de rapides progrès. On prévoyait sa fin prochaine, et on disposa tout pour pratiquer l'opération césarienne après le décès. A huit heures du soir, le 12 novembre, la malade expira. Lorsque les dernières manifestations de la vie eurent cessé, sans perdre un instant, M. Ménière pratiqua rapidement l'opération césarienne, qui fut faite sur la ligne blanche et qui n'offrit aucune difficulté. Quoique l'enfant qui fut extrait parût bien mort, on lui administra le baptême sous condition. On s'occupa aussi de lui donner quelques soins pour le ranimer, mais tout fut inutile. Cette opération fut faite en présence de MM. Moreau et Orfila, qui avaient été prévenus ,et qui purent assister à l'agonie et à la mort de cette pauvre femme.

En 1839, pendant mon internat à l'hospice de la Maternité, faisant un jour ma visite du soir, je trouvai à l'infirmerie une femme enceinte qu'on y avait placée pour une hémorrhagie grave due à une insertion du placenta sur le col. Cette malade, qui avait déjà perdu une grande quantité de sang et qui en perdait encore, malgré un tampon qui avait été appliqué, était dans le courant du neuvième mois. Quelques contractions utérines avaient déjà eu lieu, mais le col était encore fermé. Pendant que je m'occupais de renouveler le tampon qui était traversé par le sang, la faiblesse et les défaillances augmentèrent, et très peu de temps après, malgré tous mes soins, la mort survint. Quoique je n'entendisse plus les battements du cœur fœtal, battements que j'avais entendus quelques minutes avant, je fis immédiatement l'opération césarienne; mais elle n'eut pour résultat que de me faire extraire un enfant bien positivement mort et pour lequel j'employai vainement, après l'avoir baptisé sous condition, tous les moyens propres à le ranimer.

En 1847, dans le courant de décembre, une femme de vingt-huit à trente ans, enceinte de huit mois et atteinte en même temps d'hypertrophie du cœur et d'emphysème pulmonaire, entra à l'hospice de la Maternité. Sa respiration était très pénible, la face livide, les lèvres violacées, les yeux éteints, la peau froide, le pouls petit et difficilement senti à cause d'un œdème considérable qui avait envahi tout le corps. Les battements du cœur fœtal étaient perçus, mais ils étaient faibles et très fréquents.

Après avoir essayé de ranimer les forces et obtenu un peu de réaction, on pratiqua une saignée de 200 grammes. A cinq heures du soir, trois heures après la saignée, soulagement notable. Mais à huit heures, l'oppression devient plus grande. Il y a des palpitations très fortes. Un quart d'heure après, au moment où la malade se disposait à se lever, elle perdit tout à coup connaissance. L'interne du service, M. Emile Dubois, immédiatement appelé, fit une nouvelle saignée qui donna peu de sang. L'agonie se prolongea un quart-d'heure. Puis, lorsqu'il n'entendit plus rien dans la région précordiale, il se hâta de faire l'opération césarienne. Elle fut simple, l'enfant étant bien développé; mais il fut impossible de constater aucun battement de son cœur, et, malgré l'insufflation longtemps pratiquée, il ne donna aucun signe de vie. Avant l'opération, M. Emile Dubois, avait eu soin d'ausculter de nouveau le cœur fœtal. Il déclare qu'il n'entendit rien, quoique quelques autres personnes qui étaient présentes crussent percevoir encore quelques pulsations,

J'ai extrait en abrégé cette observation de la thèse du docteur Campbell (1849).

Dans un travail publié dans l'*Union médicale* du 22 novembre 1860, M. le docteur Bonnet (de Poitiers) indique qu'il a deux fois en 1830, alors qu'il était interne à l'hôpital Saint-Antoine, à Paris, pratiqué l'opération césarienne *post mortem* sur deux femmes qui venaient de mourir de maladies de longue durée. Chez l'une, le ventre était distendu par des gaz, et il n'était aidé dans son opération que par un infirmier mal habile. Aussitôt qu'il eut pénétré dans le ventre, les intestins s'échappèrent par la plaie et retardèrent l'opération en la gênant beaucoup. Chez l'autre, il n'avait pas pris la précaution de sonder la femme et de vider la vessie, et, dans l'incision qu'il étendit jusqu'au pubis, ne croyant pas trouver la vessie aussi distendue, il ouvrit cet organe immédiatement au-dessus de la symphyse, ce qui le gêna pour pénétrer dans l'utérus. Dans ces deux cas, ajoute l'auteur, les enfants étaient morts, comme cela devait être prévu. Il n'en est pas moins vrai que ces deux opérations ont été faites immédiatement après la mort de la mère, et que cependant on n'a extrait que des enfants sans vie.

Dans une nouvelle lettre adressée par M. le docteur Binaut (de Lille) à l'Académie, cet honorable médecin fait connaître les détails d'une opération césarienne qu'il vient de pratiquer post-mortem, mais sans succès. En voici l'analyse.

Une femme de 31 ans, arrivée à huit mois et demi d'une sixième grossesse, venait d'être prise d'une hémorrhagie considérable, M. Binaut est appelé, et constate une grande agitation générale, de la pâleur de la face, et un pouls tout-à-fait imperceptible. Par le toucher, il trouve le col entr'ouvert, mais rigide, dur, et ne se laissant pas dilater. La tête est déjà engagée dans le bassin, les membranes intactes sont facilement senties et bombent par moment à travers l'orifice. Quoiqu'il n'y ait pas de caillots dans le vagin, et que pour le moment il ne s'écoule plus de sang, on donne une injection avec de l'eau froide. L'idée d'un décollement du placenta vicieusement inséré, vint naturellement à l'esprit. Mais les renseignements suivants qui furent donnés, mirent sur la voie du véritable point de départ de l'accident. Vers deux heures et demie, cette dame étant aux latrines, et entendant les pas d'un étranger, avait fermé tout à coup la porte sur elle, et s'était assise brusquement, oubliant d'enlever le couvercle. Or, celui-ci présentait d'avant en arrière un morceau de bois saillant, à arêtes vives, et sur lequel la malade était tombée à cheval. Les domestiques assurèrent qu'ils avaient trouvé en cet endroit une mare considérable de sang. Malgré cela, la femme ne croyant d'abord qu'à un accident peu grave, attendit quelque temps avant de réclamer des secours. Les grandes lèvres ayant été écartées, on constata sur la petite lèvre du côté gauche, une plaie ovalaire dirigée d'avant en arrière, et située au-dessous du bord inférieur de la branche ascendante du pubis. Elle avait de trois à quatre centimètres de longueur sur un et demi de largeur. Elle était de couleur grisâtre, et ne laissait plus couler une goutte de sang.

Malgré tout ce qui fut fait pour relever les forces, l'agitation alla en augmentant, les traits prirent visiblement l'aspect cadavéreux. On eut à peine le temps d'administrer les derniers sacrements. Les membranes furent rompues, et M. Binaut donna le baptême à l'enfant à l'aide d'une seringue. Presque aussitôt après cette pauvre femme rendit le dernier soupir.

Notre confrère, jugeant qu'il serait long et difficile d'extraire le le fœtus par la version, le col étant rigide et offrant à peine une dilatation de deux centimètres de diamètre, se décida pour l'opération césarienne. N'ayant pas sur lui les instruments nécessaires, il dut, après après avoir inutilement envoyé chez un confrère du voisinage, pénétrer dans la cavité utérine à l'aide d'un rasoir. Mais l'enfant ne put être rappelé à la vie, malgré des soins longtemps continués. Il ne s'était cependant écoulé que dix minutes depuis la mort de cette malheureuse femme.

Dans une observation de Hesse, une hémorrhagie due à la rupture d'une varice de la grande lèvre fit succomber la mère. L'opération fut faite immédiatement; mais l'enfant était mort.

De Pelayo, qui dans un cas a extrait un enfant vivant par l'opération faite aussitôt après la mort, rapporte que dans l'espace de 27 ans il y eu recours dans cinq autres circonstances, et que toujours il a retiré des enfants qui avaient cessé de vivre.

Il en fut de même dans le cas de Schild, où on n'opéra que huit heures après la mort produite par des convulsions. Dans ceux de

Mondière, qui intervint une fois dans une grossesse de huit mois, 20 minutes après la mort d'une femme qui avait succombé à une angine gangreneuse, et dans une seconde de 7 mois et 1/2 où il opéra aussitôt après la mort produite par des convulsions ; dans l'un de ceux qui ont été publiés par M. Monod. Dans celui de M. Tessier (de Lyon), il s'agissait d'une femme qui était dans le courant du neuvième mois. Elle fut opérée immédiatement après sa mort, qui avait été la conséquence d'une phthisie pulmonaire.

Voilà seize observations qui prouvent que les succès ne sont pas aussi constants que quelques personnes semblent le croire. Depuis vingt ans, il est venu à ma connaissance au moins six autres cas, qui se sont passés à Paris, et pour lesquels on n'a pas été plus heureux. Dans presque tous, cependant, au point de vue du temps qui s'était écoulé entre la mort de la mère et le moment de l'opération, on ne pouvait se trouver dans de meilleures conditions. Dans plusieurs, l'utérus a été ouvert au moment même ou la femme venait d'expirer ; dans les autres, il s'était écoulé à peine quelques minutes.

Je vais montrer maintenant par des exemples également récents que les opérations césariennes *post mortem* qui ont permis d'extraire des enfants vivants, ont toujours été faites dans les mêmes conditions, c'est-à-dire presqu'aussitôt après la mort. Je me contenterai d'en citer un certain nombre parmi celles qui sont à ma connaissance.

Dans sa thèse inaugurale, M. le docteur Campbell, qui s'est occupé de l'accouchement des femmes qui meurent à une époque avancée de la grossesse, nous a donné avec beaucoup de détails la relation d'un cas qui lui appartient. Il me suffira de le résumer ici.

Une femme de vingt-trois ans, enceinte de sept mois et demi environ, entra à la maternité le 1er novembre 1846. Elle avait déjà eu deux grossesses qui s'étaient terminées naturellement. Elle était remarquable par une teinte bistrée de la muqueuse labiale et par un peu de cyanose des extrémités supérieures. Comme elle avait une bronchite légère, on la plaça à l'infirmerie des femmes enceintes où elle passa tout le mois de novembre, et où elle put être examinée chaque jour.

A la visite du matin, le 4 décembre, elle paraissait bien et rien ne pouvait faire soupçonner ce qui devait se passer quelques heures plus tard. A neuf heures moins un quart du soir, elle dit à ses compagnes : « Tenez, entendez-vous comme ça fait dans mon ventre. »

Puis, tout à coup, elle roula de sa chaise à terre et ne proféra plus une parole.

Une élève sage-femme qui se trouvait tout près arriva aussitôt; elle pût lui voir faire deux ou trois inspirations profondes, mais ce furent les derniers, la vie avait cessé.

Trois ou quatre minutes après la chute, M. Campbell était auprès de la femme. Après s'être assuré par tous les moyens possibles qu'elle n'offrait plus aucun signe de vie, il porta ses investigations du côté de l'enfant. Les doubles pulsations fœtales avaient déjà été constatées et on les avait évaluées de 120 à 140, trois minutes après la mort de la mère. La main appliquée sur le ventre perçut quelques mouvements actifs du fœtus; ils étaient caractérisés par des chocs assez forts, brusques et répétés à de courts intervalles. L'auscultation, incessamment renouvelée, fit reconnaître qu'ils allaient diminuant en force, en nombre et en régularité. Six minutes après la mort de la mère, on ne les évaluait plus qu'à cent par minute, et à quatre-vingts, huit ou neuf minutes après.

Aucun travail ne s'était déclaré; le col était épais et fermé. Aussi M. Campbell se décida-t-il pour l'opération césarienne, et lorsqu'il fit sa première incision, il y avait environ dix minutes que la femme était morte. Il pénétra rapidement dans la cavité utérine : en saisissant l'enfant, il reconnut aux pulsations du cœur qu'il vivait encore. Le cordon battait d'ailleurs avec énergie. On administra le baptême. Les lèvres ainsi que tout le reste du corps étaient décolorées. Les membres étaient d'une extrême flaccidité. Les battements paraissaient encore ralentis et affaiblis. On s'empressa de pratiquer l'insufflation pulmonaire au moyen du tube laryngien. Pendant dix minutes, on n'obtient aucune modification dans les phénomènes respiratoires; mais le nombre des battements du cœur augmenta et s'éleva jusqu'à 120. La première inspiration n'eut lieu que vingt-cinq minutes après le commencement de l'insufflation. Plusieurs inspirations suivirent la première, mais faibles et éloignées. Je n'ai pas besoin de dire qu'on eut recours à tous les autres moyens qui sont employés en pareil cas, et petit à petit on eut le bonheur de voir la vie reprendre son empire sur les divers organes. On eut les plus grands soins de cet enfant; il resta faible pendant les deux ou trois premiers jours; mais à partir de ce moment, il fut définitivement sauvé. Il est mort l'année dernière, après avoir vécu quatorze ans.

A l'autopsie de la mère on trouva pour toute lésion, «que la membrane du trou de botal était d'un blanc jaune, qu'elle était mince et comme éraillée par endroits, qu'en haut elle ne fermait pas le trou de botal, et qu'en cet endroit existait un orifice en forme de croissant, parfaitement visible, sans qu'il fût nécessaire de tendre les parois de la fosse ovale. Les deux oreillettes communiquaient largement ensemble. »

Le 26 mai 1853, M. le docteur Laforgue, de Toulouse, pratiqua l'opération césarienne 15 minutes après la mort d'une femme enceinte d'environ huit mois et qui venait de succomber après une longue agonie terminant une fièvre cérébrale. Le 2 janvier dernier, M. Laforgue, dans la note qu'il a adressée à l'Académie, rappelle que l'enfant, extrait par lui, est plein de vie et qu'il est maintenant âgé de sept ans.

M. le docteur Binaut (de Lille), qui tout récemment nous a communiqué une observation dont j'ai parlé plus haut, nous en avait envoyé une première le 21 janvier 1861. Elle a déjà été l'objet d'un rapport de M. Devergie. Une femme dont la grossesse était probablement arrivée près de son terme, autant qu'on puisse en juger par le volume de l'enfant, fut prise le 22 février 1856 de faiblesse et de perte de connaissance. Le visage devint bleuâtre et il survint quelques mouvements convulsifs. Lorsque les internes de l'hôpital, qui furent immédiatement appelés, arrivèrent, il n'y avait plus de pouls ni de respiration, et les extrémités étaient froides. On chercha vainement les battements du cœur de l'enfant. Cependant comme il ne s'était écoulé que 15 à 20 minutes, depuis que la mère avait rendu le dernier soupir, l'un des élèves s'empressa de pratiquer l'opération césarienne. L'enfant fut rapidement extrait et poussa tout aussitôt un petit cri. Au bout de 40 à 45 minutes, il était entièrement ranimé. Environ 26 jours après, il fut placé très bien portant à l'hôpital général. L'autopsie de la mère montra qu'elle était atteinte d'un rétrécissement notable de l'orifice auriculo-ventriculaire gauche avec induration de ses valvules.

Dans la note précédemment citée, M. Bonnet (de Poitiers), a rapporté le fait suivant. Le 1er avril 1860, appelé auprès d'une femme qu'on disait en travail, il la trouva sans connaissance et paralysée du côté gauche. L'état du col permit de constater que l'accouchement n'était pas encore commencé. Cette femme, âgée de 24 ans, d'une très belle constitution, était enceinte pour la première fois, quoique mariée depuis sept ans, et parvenue au terme de sept mois environ. Son pouls était lent (60 à 65 pulsations par minute). La tête de l'enfant était profondément engagée dans le bassin. Une médication active fut prescrite, mais trois heures après, la malade était râlante et les battements de son cœur très-rares. En ce moment les doubles pulsations fœtales furent perçues.

La mort paraissant imminente, on se tint prêt à pratiquer l'opération césarienne, ce qui fut fait dès qu'on eut entendu le dernier battement du cœur. Aucune goutte de sang ne s'écoula par l'incision faite à la paroi abdominale. La section pratiquée sur l'utérus pénétra jusqu'au placenta, et il s'en écoula un jet de sang abondant qui s'éleva à environ 12 à 15 centimètres de hauteur. L'enfant très rapidement extrait, commenca à faire quelques inspirations au bout de quelques minutes. Un quart d'heure plus tard environ il poussa quelques gémissements plaintifs et enfin sa vie fut assurée. Il pesait 1,530 grammes et avait 38 centimètres de longueur. C'est une fille qui a aujourd'hui plus de sept mois et elle est forte et vigoureuse.

J'ai communiqué moi-même, l'année dernière, à la Société de chirurgie, mais à un autre point de vue, une observation curieuse à plus d'un titre. Voici les particularités qui se rapportent au sujet dont je m'occupe :

Une femme rachitique et dont le bassin vicié n'offrait que 7 centimètres 1/4 dans le diamètre antéro-postérieur était arrivée au terme d'une première grossesse et en travail depuis plus de deux jours, lorsque je fus appelé près d'elle le 15 avril 1855. Pour la délivrer, je dus recourir à la perforation du crâne. L'enfant était très volumineux. Les suites de couches furent très naturelles, et dix jours après le rétablissement était complet.

Seconde grossesse deux ans après; prévenu à temps, selon mes recommandations, je pus, à huit mois environ, provoquer l'accouchement à l'aide des douches vaginales. Après l'administration de la sixième, le travail était franchement déclaré. De grandes difficultés se présentèrent pour l'extraction de l'enfant. Plusieurs applications du forceps ordinaire restèrent sans résultat, et définitivement il fallut recourir à la perforation du crâne et à la céphalotripsie. Cet accouchement, qui fut des plus laborieux, fut suivi d'une métro-péritonite très grave ; cependant, après un temps assez long, la malade se rétablit.

Au commencement de l'année 1859, troisième grossesse qui se termina à 2 mois 1/2 par une fausse couche dont la cause est restée inconnue.

Dans le courant de novembre de la même année, prévenu du début d'une nouvelle grossesse que cette femme avait quelques bonnes raisons de faire remonter au 10 de ce mois environ, je résolus cette fois de provoquer l'accouchement à sept mois et une ou deux semaines.

Le 20 juin 1860, assisté de M. le docteur Tarnier et d'une sage-femme, j'administrai une première douche dans la soirée. Le 21, au matin, M. Tarnier, qui devait donner la seconde, en fut empêché parce que l'appareil se dérangea. A 5 heures 1/2 du soir, le même jour, j'en donnai une moi-même en me servant du même appareil que j'avais employé à l'occasion de la seconde grossesse. Cette douche produisit à trois reprises des douleurs assez vives dans le ventre, et chaque fois un bruit de gargouillement se fit entendre, qui indiquait le mélange d'une certaine quantité d'air à l'eau injectée. Au moment où l'injection venait de finir, la femme étant encore sur le bord du lit, parlant et répondant à mes questions, je vis tout à coup ses yeux devenir fixes et se dévier un peu ; la face devint bleuâtre et tout aussitôt les battements du cœur s'arrêtèrent définitivement. Quelques inspirations incomplètes eurent encore lieu et puis tout fut fini. Toutes les tentatives que je fis pour rappeler la vie furent inutiles.

L'auscultation me permit d'entendre très distinctement les battements du cœur de l'enfant. Celui-ci exécuta aussi quelques mouvements brusques et saccadés. Seul et dans l'impossibilité de prendre conseil, je me décidai tout aussitôt à faire l'opération césarienne. Il y avait douze à quinze minutes que le dernier soupir avait été rendu lorsque je fis ma première incision. Je pénétrai très promptement dans la cavité utérine et j'en retirai une petite fille assez bien développée, mais qui ne donna d'abord aucun signe de vie. Je m'occupai d'elle activement, et après vingt minutes de l'emploi de l'insufflation et de plusieurs autres moyens, la peau se colora, puis la petite fille commença à respirer et bientôt elle cria. Lorsque je la quittai, elle était dans un état très satisfaisant. Cependant, elle ne vécut que huit heures (j'avais eu soin de la baptiser). Devant plus tard publier cette observation *in extenso*, je supprime ici toutes les particularités qui me fournirent la preuve que la mort de cette femme avait eu pour cause une introduction d'air dans le système veineux. Je ferai remarquer seulement que si cette petite fille n'a pas vécu, cela s'explique par son développement incomplet, car on n'a pas oublié qu'elle avait à peine passé sept mois et quelques jours dans la cavité utérine.

La *Gazette des Hôpitaux* du 20 décembre 1860 contient une observation qui mérite d'être rappelée ici. Le 23 novembre 1859, une femme, âgée de 33 ans, se disant enceinte de sept mois et demi, entra à l'hôpital Saint-Antoine dans le service de M. le docteur Boucher (de la Ville-Jossy). Elle était atteinte de phthisie pulmonaire qui se compliqua d'œdème de la glotte. Le volume du ventre était en rapport avec l'époque présumée de la gestation. L'auscultation permettait de constater très nettement les battements du cœur de l'enfant. Jusqu'au deux décembre l'état de cette femme empira ; elle fut en proie à divers accès de suffocation. Enfin, malgré ce qui fut fait, elle succomba à onze heures du soir ce même jour. L'interne de garde, M. Bosia, fut aussitôt prévenu, et vu l'urgence, il pratiqua l'opération césarienne sans le secours d'aucun aide, après s'être assuré que le cœur de la mère ne battait plus et après avoir constaté sur le visage cet aspect cadavérique difficile à décrire, mais caractéristique, et en tenant compte de la marche progressive de la maladie dont on avait pu observer les diverses phases. L'opération ne dura en tout qu'une minute et demie. Une petite fille chétive et peu développée, même relativement à son âge, fut extraite. Ni le cœur, ni le cordon ne donnaient de pulsations évidentes; nul effort d'inspiration ; le corps et les membres, d'une teinte légèrement bleuâtre, étaient comme des masses inertes, sans mouvement et sans vie apparente. Divers moyens furent employés, tels que flagellation, frictions sèches, etc., mais sans succès. N'ayant pas à sa disposition un tube laryngien, M. Bosia insuffla de l'air de bouche à bouche.

Il y avait douze minutes que cette enfant avait été extraite lorsqu'elle fit une première inspiration. Le même moyen fut continué pendant 12 à 15 minutes ; les efforts d'inspiration se succédèrent et se rapprochèrent. Au bout de ce temps, l'enfant exécutait des mouvements, respirait sans secours étranger, criait avec force, il était sauvé. Il prit le sein dès les premiers jours, et téta sans difficulté. Le troisième apparut une teinte ictérique qui acquit ensuite une assez grande intensité. La santé néanmoins restait satisfaisante lorsque cette petite fille fut prise de muguet, et succomba à cette maladie, le vingt et unième jour de sa vie extra-utérine.

A l'autopsie de la mère, on trouva dans le larynx les lésions caractéristiques de l'œdème de la glotte.

Dans l'observation de M. le docteur Leroy-Desbarres, l'opération, faite vingt-cinq minutes après la mort, permit d'extraire un enfant vivant.

Une femme grosse de sept mois et demi succomba pendant des attaques éclamptiques. M. Dauson l'opéra immédiatement. Le cœur de l'enfant battit pendant vingt minutes, mais il ne put être ranimé définitivement. Dans le cas rapporté par Simon Euright, l'enfant ne vécut que dix-huit minutes, quoiqu'on l'eût extrait vingt minutes après la mort de sa mère. Dans un de ceux qu'on doit à M. Monod, une femme enceinte de huit mois succombe à une inflammation des parties centrales du cerveau. L'opération est faite au bout de douze minutes. L'enfant est ranimé et vit cinq heures.

Loweg se trouvait auprès d'une femme malade depuis longtemps, au moment où elle rendit le dernier soupir. La grossesse avait atteint la fin du neuvième mois. Il opéra presqu'immédiatement. L'enfant était vivant et continua à vivre. On le revit trois mois après.

De toutes ces observations, dont j'aurais encore pu grossir la liste, il résulte que parmi les enfants extraits par l'opération césarienne pratiquée immédiatement ou quelques minutes seulement après la mort de la mère, beaucoup ont été trouvés morts, et que plusieurs, qui ont donné quelques signes de vie, se sont éteints peu de temps après. Quant à ceux qui ont définitivement vécu, ils sont en très petit nombre, et parmi eux il n'en est pas un seul qui ait été extrait plus d'une demi-heure après la mort de la mère. Enfin, j'ajouterai que pour se faire une idée bien exacte de la question il ne faut pas oublier qu'on s'est toujours hâté de publier les succès et que très certainement on n'a pas mis le même empressement à faire connaître les cas qui n'avaient eu pour conséquence que la naissance d'enfants morts.

Les résultats contraires à ceux que je viens d'énoncer et qui résulteraient de certaines statistiques ne sont pas de nature à ébranler ma conviction. Je ne puis admettre que les choses se passassent autrefois différemment que de nos jours. Le désir de faire triompher certaines doctrines a pu faire naître beaucoup d'illusions et explique sans doute les faciles erreurs qu'on peut faire commettre aux chiffres.

Dans une lettre écrite par Ignace Amat (de Mont-Réal) à Cangiamila, on trouve un état des femmes enceintes que lui ou ses collègues ont ouvertes dans cette ville ou dans les campagnes voisines. Sur 21 observations qui s'y trouvent sommairement énoncées, on aurait 21 fois extrait des enfants vivants. Il est vrai que pas un seul ne vécut au-delà de 5 heures 1/4, et que presque tous, au contraire, auraient succombé après quelques minutes. Pas un mot, d'ailleurs, sur le temps qui s'était écoulé entre la mort des mères et l'opération césarienne pour vingt de ces observations. Pour l'une seulement, il est dit qu'elle avait été pratiquée trois heures et demie après la mort occasionnée par la foudre Quant aux termes de ces diverses grossesses, il y en avait de trois mois, de neuf et des époques intermédiaires. De son côté, Joseph Cimin (chirurgien de Corlonne), écrivit à l'auteur de l'*Embryologie sacrée*, qu'il avait déjà ouvert treize femmes enceintes, et qu'il avait trouvé tous les enfants vivants. Il y en avait de huit, de sept et de cinq mois.

Enfin, Cummaran (curé de Caltanissecta) lui fit savoir que, dans l'espace de 44 ans, il avait fait faire soixante opérations césariennes, et que sur ce nombre on ne trouva que six enfants morts avant l'opération ; que, parmi les vivants, il y en avait de tous âges, et un entre autres qui n'avait pas plus de 40 jours. On retira même un fœtus vivant 48 heures après le meurtre de la mère.

Ainsi, sur 93 opérations, on n'aurait pas compté moins de 88 succès ! C'est trop beau pour être vraisemblable.

Les éléments qui ont servi de base à la statistique de M. le docteur Devilliers (thèse du doctorat 1838) ne sont pas de nature à donner une grande importance aux résultats qu'on essaierait d'en tirer. L'auteur ne s'est pas fait illusion sur ce point et il est loin de garantir l'authenticité de tous les faits qu'il a réunis, dont le plus ancien remonte à 1719 et le plus récent à 1837. Quelques-uns même ont été cités inexactement. C'est ainsi que dans l'observation 343 de Mauriceau l'opération césarienne *post mortem* n'a pas été pratiquée. Il est question d'une demoiselle qui mourut en convulsions. L'auteur avait seulement recommandé « de faire tirer l'enfant du ventre de la mère par l'opération césarienne, dès le moment qu'elle serait expirée, ce qui arriva une heure ensuite; mais quelques jours après on lui dit que le père de cette malheureuse demoiselle, pour ne pas découvrir à d'autres personnes le déshonneur de sa fille, avait mieux aimé la faire enterrer comme elle était morte, avec son enfant dans le ventre, que de le faire tirer par l'opération césarienne après qu'elle fut expirée, ainsi qu'il l'avait recommandé. »

Mais pour prouver que l'enfant encore renfermé dans l'utérus pouvait continuer à vivre longtemps après la mort de la mère, on ne s'est pas contenté d'invoquer les faits dont j'ai cherché à démontrer le peu de valeur. On s'est efforcé de demander une nouvelle démonstration à l'anatomie et à la physiologie. Je vais montrer qu'on n'a pas été plus heureux de ce côté, car l'anatomie et la physiologie répondent comme les observations.

Cangiamila a écrit, dans le livre second de son ouvrage, un chapitre IX, dans lequel, dit-il, « on explique que le fœtus ne doit pas mourir avant sa mère, et qu'il ne meurt pas faute de respiration et de nourriture lorsque celle-ci vient à mourir, » et un chapitre XI dans lequel on développe cette idée, « que la mort de la mère ne prive pas son fruit de la nourriture qui entretient sa vie. » En admettant cette erreur, on pourrait étendre bien plus qu'on ne l'a fait la persistance de la vie des fœtus dans le sein des femmes qui ont succombé. Il est donc nécessaire que j'explique comment, à mon avis, il faut comprendre l'indépendance qui existe entre la mère et l'enfant pendant la vie intra-utérine. Cette indépendance, en effet, n'est pas absolue comme ont semblé le croire quelques personnes. De ce que le cœur de l'enfant a un rhythme qui lui est propre et qui n'est nullement subordonné à celui de la mère, on ne peut en inférer que les troubles de circulation qui peuvent survenir chez cette dernière soient sans influence sur la vie fœtale.

Pendant une première période, dont la durée n'est pas bien déterminée, l'embryon, qui n'a pas encore de situation fixe dans l'organisme maternel, trouve en lui-même certains éléments nécessaires à son développement, et de plus il puise, par imbibition sans doute, dans les milieux divers dans lesquels il se trouve placé pendant sa longue pérégrination de quoi augmenter ses parties solides et liquides.

Mais bientôt un système vasculaire nouveau s'établit qui change la face des choses; la vésicule ombilicale s'étiole et disparaît avec le liquide qu'elle contient. Le placenta s'est développé, et avec lui un nouveau mode de nutrition qui lie encore plus directement l'enfant à sa mère.

Si à cette époque on étudie les véritables rapports circulatoires qui existent entre les deux êtres, voici ce qu'on observe :

La veine ombilicale, dont les racines ne sortent pas du placenta, transmet à l'enfant du sang qui possède les qualités nécessaires au maintien de sa vie et de son développement. Les artères ombilicales, de leur côté, conduisent dans cet organe du sang qui a déjà servi à la nutrition. Que si, par des injections habilement dirigées on cherche à reconnaître si ces deux ordres de vaisseaux s'abouchent directement, on constate qu'il n'en est rien; la matière injectée, quelque pénétrante qu'elle soit, ne passe jamais des uns dans les autres. Ainsi, la circulation fœtale proprement dite ne dépasse pas de ce côté les limites du placenta. Quant à l'appareil vasculaire utérin, il se compose aussi d'artères et de veines qui commencent ou se terminent par des radicules capillaires, et qui là, comme dans les autres organes, ne s'anastomosent pas entre elles. Je rappellerai seulement qu'au niveau du placenta, quelques-unes des divisions des artères de la matrice s'accroissent en longueur, en volume et se terminent sous forme de houppes en pénétrant à une petite profondeur dans le tissu placentaire, qu'elles sont probablement destinées à nourrir. Ce qu'il y a de certain, c'est qu'elles ne s'abouchent ni avec la veine ni avec les artères qui lui appartiennent.

Mais entre les vaisseaux de l'utérus et ceux du placenta se forme de toutes pièces un système vasculaire transitoire qui est constitué par les sinus utérins et par les sinus utéro-placentaires. Je n'ai pas à les décrire ici. Leur forme, leurs dimensions, la situation qu'ils occupent dans les divers points de leur étendue, tout cela est important, mais parfaitement connu. Je veux rappeler seulement que, du côté de la mère, ils communiquent par de nombreuses ouvertures avec les veines de la matrice, et probablement aussi avec les artères, tandis que, du côté du placenta, ils sont sans aucune communication directe avec les vaisseaux du fœtus. De ces détails il ressort qu'au point de vue purement anatomique il y a indépendance entre la circulation fœtale et la circulation maternelle. Mais il n'en est pas de même au point de vue physiologique. Sous ce rapport, au contraire, les deux organisations sont intimement liées l'une à l'autre, et pour que la vie fœtale continue sans trouble et sans dommage, il faut que les radicules de la veine ombilicale puissent prendre dans les sinus dont je viens de parler, non pas du liquide en nature, mais des éléments qui sont nécessaires pour revivifier le sang qui a déjà fourni des matériaux pour le développement du fœtus. Que ce soit par endosmose ou par absorption que le phénomène s'effectue, il est indispensable et surabondamment prouvé par le passage, de la mère à l'enfant, de certaines substances, comme la matière colorante de la garance, le mercure, le virus syphilitique, etc. On sait d'ailleurs que, sous certains rapports, il y a réciprocité du fœtus à la mère. Mais pour que ce mécanisme admirable et à rouages si fragiles s'accomplisse selon les vœux de la nature, il faut que le sang des sinus, qui appartient surtout à la mère, ne laisse rien à désirer, ni sous le rapport de la qualité ni sous celui de la quantité. Toute variation un peu notable à ce double point de vue crée fatalement, après un temps fort court, en général, les dangers les plus sérieux pour l'enfant. Quelques exemples tirés de la pratique journalière prouveront que ce n'est pas là une vaine théorie et que les faits sont d'accord avec le raisonnement fondé sur les données anatomo-physiologiques.

Que deviennent, en effet, les enfants lorsque les mères succombent à une hémorrhagie pendant le cours de la grossesse, quel que soit d'ailleurs le point du système vasculaire qui fournit le sang? Ils meurent à peu près constamment les premiers. N'est-ce pas là ce qu'on observe à la suite des décollements prématurés du placenta, en mettant même de côté les cas où les déchirures de cet organe, ayant intéressé quelques-uns des vaisseaux du fœtus, peuvent agir plus directement encore? Par quel mécanisme les apoplexies placentaires deviennent-elles si fatales à l'enfant, si ce n'est en ne laissant pas arriver jusqu'à lui une somme suffisamment considérable de principes réparateurs? Si le désordre est limité, la vie pourra ne pas être détruite ; mais à la vue de l'amaigrissement et du développement incomplet de l'enfant, il sera facile de donner une explication satisfaisante! Que le degré d'altération soit porté un peu plus loin, et l'on peut être sûr qu'il ne résistera pas.

J'en pourrai dire autant de la syncope, qui n'est pas aussi souvent funeste, parce qu'elle est ordinairement passagère, mais qui a aussi ses dangers. J'ai rapporté ailleurs l'exemple d'une femme qui avait appris par expérience que le plus sûr moyen de se débarrasser d'une grossesse consistait pour elle à se faire saigner assise, de manière à provoquer sûrement une défaillance à la suite de laquelle les mouvements du fœtus disparaissaient définitivement. Une première épreuve lui ayant réussi, elle avait su deux autres fois, tromper la bonne foi des médecins et arriver à son but par ce procédé commode.

Il n'est pas moins indispensable que le sang auquel l'enfant doit sans cesse prendre certains matériaux, possède des qualités qu'il ne peut conserver à un degré suffisant dans quelques circonstances. De toutes les maladies auxquelles la femme est sujette pendant la gestation, il n'en est pas qui tue plus certainement le fœtus que l'éclampsie. Pour le comprendre, il suffit de se rappeler qu'à une période de l'attaque il y a un véritable état d'asphyxie, que tous les organes sont gorgés d'un sang noir et que l'utérus n'est pas mieux partagé que les autres. Il n'est pas rare de voir la vie fœtale s'éteindre dès le premier accès ; mais ce résultat n'est presque plus douteux lorsque plusieurs se sont répétés à de courts intervalles et avec une intensité un peu grande ; souvent même dans ces cas la mère survit à l'enfant.

Les contractions utérines irrégulières, qu'elles soient spontanées ou produites par le seigle ergoté, agissent de la même manière : seulement ici c'est un phénomène purement local qui n'en conduit pas moins au résultat fatal. Par leur permanence et leur nature comme tétanique, ces contractions troublent profondément la circulation utérine, ne permettent pas au sang artériel d'aborder, ainsi que le prouve la cessation du souffle utérin, et empêchent le sang des sinus de se retremper au contact d'un sang vivifiant ;

après ce que j'ai déjà dit, je n'ai pas besoin d'insister sur les conséquences qui en découlent pour l'enfant.

Si, d'un autre côté, il est vrai, comme je le pense, que la mort de la plupart des femmes qui succombent pendant la grossesse soit causée par des hémorrhagies, des syncopes, ou des convulsions, les cas d'opération césarienne *post mortem*, dans lesquels on aura chance d'arriver à un enfant vivant, ne seront pas aussi nombreuses qu'on veut bien le dire. C'est du reste ce qu'avait déjà remarqué Desormeaux ; c'est, je crois aussi, l'opinion du plus grand nombre des médecins de notre époque, et je suis convaincu qu'ils sont dans le vrai.

Toutefois, comme ces causes de mort ne sont pas les seules qui puissent agir, il me paraît utile d'indiquer d'une manière générale l'influence que les autres exercent. Dans les maladies à marche lente, comme la phthisie pulmonaire, les vomissements incoercibles, les affections chroniques du tube digestif, etc., il est commun de voir le travail se déclarer spontanément, et la femme accoucher avant de rendre le dernier soupir. Il en est de même dans le cours de certaines fièvres éruptives (comme la variole et la scarlatine surtout), à moins toutefois que dans la période prodromique, certains accidents ne tuent rapidement les femmes.

Quoiqu'il résulte de tout ce qui précède, qu'en tenant compte des faits authentiques connus, des données fournies par l'anatomie et la physiologie, de l'influence que le genre de mort de la mère paraît exercer sur l'enfant, etc., on puisse être assez approximativement fixé sur les chances qu'on peut encore avoir de trouver le fœtus vivant dans la cavité utérine, je ne pense pas qu'on doive se contenter de probabilités plus ou moins grandes, quand on peut les transformer à peu près en certitude. Ceci me conduit à une autre question que je me suis posée : Le médecin a-t-il à sa disposition des moyens certains pour reconnaître si l'enfant, encore contenu dans l'utérus d'une femme morte, continue à vivre, ou s'il a lui-même cessé d'exister ?

Je suis étonné que M. de Kergaradec, qui un des premiers a pensé à l'application de l'auscultation à la pratique obstétricale, qui a découvert le bruit de souffle, et qui, ignorant l'observation de Mayor (de Genève), relative aux doubles pulsations fœtales, a en quelque sorte le mérite de cette seconde découverte, n'ait pas songé à tout le parti qu'on pouvait tirer de ce nouveau mode d'investigation pour décider l'importante question de la vie ou de la mort de l'enfant. Il n'en a rien dit ni dans son mémoire de 1821, ni dans la communication récente qui est le point de départ de cette discussion. Voici la seule phrase qu'on trouve à ce sujet dans son premier travail : « Aux variations survenues dans la force et la fréquence des battements du cœur du fœtus, ne sera-t-il pas possible de juger de l'état de santé ou de maladie du fœtus ? » Il a laissé à d'autres le soin de répondre à cette question et de l'étendre encore. Livré à la pratique exclusive de la médecine, il s'est plusieurs fois, avec beaucoup de modestie, déclaré incompétent et n'a eu d'autre but que de fixer l'attention des expérimentateurs avec l'espoir de voir sa découverte fructifier entre leurs mains. Le vœu qu'il exprimait en 1821 n'est pas resté stérile, la science a marché, les applications utiles se sont multipliées, et les hommes qui se livrent à la pratique des accouchements savent aujourd'hui que le plus sûr moyen de constater, pendant la grossesse ou le travail, la vie ou la mort du fœtus est fourni par l'auscultation. Voici pour mon compte ce que j'écrivais déjà en 1847, en ne m'occupant que des grossesses qui avaient dépassé le cinquième mois et qui étaient plus ou moins près du terme. Sur 67 cas qu'il m'a été donné d'observer, soit à la clinique de la Faculté, soit à la Maternité, soit dans ma pratique particulière, dans lesquels, en me fondant surtout sur le résultat négatif de l'auscultation des doubles pulsations, j'ai annoncé que l'enfant avait cessé de vivre, je n'ai eu à constater que trois erreurs, encore l'une d'elles s'expliquait-elle par l'épaisseur considérable des parois abdominales. J'ajoutais que l'absence des doubles pulsations devait inspirer une confiance d'autant plus grande qu'elle était constatée par une observateur suffisamment expérimenté, alors surtout qu'à une époque antérieure on avait pu les percevoir. J'ai en outre fait voir qu'avant de disparaître entièrement, les doubles pulsations pouvaient éprouver de nombreuses modifications qu'il était du plus grand intérêt dans la pratique de savoir interpréter.

Je me suis surtout occupé de ce que produisait un obstacle qui venait troubler mécaniquement la circulation utérine ou fœtale, ombilicale ou placentaire. J'ai défendu les idées de M. Bodson à ce sujet ; j'ai fait voir que du sang qui n'a pas pu se vivifier par son contact avec le même liquide appartenant à la mère, et qui a dû retourner dans les organes dépourvu des éléments réparateurs nécessaires, et contenant encore des principes délétères, produisait une espèce d'asphyxie, dont le cœur, un des premiers, recevait la fâcheuse influence. Enfin, j'ai ajouté et je répète ici que dans certaines circonstances, le médecin attentif peut assister par l'auscultation aux diverses phases de l'agonie du fœtus. Heureusement que le plus souvent il lui est possible d'intervenir, par une application de forceps, par exemple, et de conserver la vie à beaucoup d'enfants qu'on laissait mourir avant la découverte de l'auscultation obstétricale. Il est des positions beaucoup plus embarrassantes encore, et que l'auscultation seule permet de résoudre avec toute sécurité. Je suppose une femme en travail avec un vice de conformation tel, qu'il n'y a à opter qu'entre l'opération césarienne ou la céphalotripsie. Quel est le médecin, quelque partisan qu'il soit de la première opération, qui consentira à la pratiquer, s'il n'a pu constater les pulsations du cœur fœtal?

Eh bien! je le demande, ce que tout le monde croit de son devoir de faire aujourd'hui dans les conditions ordinaires et pour la femme qui est vivante, pourquoi se refuserait-on à l'employer quand on se trouve en présence d'un cadavre? Oublie-t-on que la mort, qui fait cesser tous les bruits (battements du cœur de la mère, bruits respiratoires, bruit de souffle et bruits intestinaux) qui pouarrient troubler les recherches de l'auscultation, donne une valeur nouvelle à leurs résultats? Quoi, c'est alors que tout est silencieux et favorablement disposé qu'on se priverait du seul moyen qui peut faire cesser l'incertitude? Je ne saurais le comprendre, et je n'hésite pas à dire que le premier devoir du médecin qui est appelé à pratiquer l'opération césarienne est de s'assurer par l'auscultation si le fœtus donne encore des signes de vie. Il doit s'abstenir si le cœur ne se fait plus entendre ; pour ma part, je n'admets d'exception que pour les cas ou ayant assisté, à l'aide de l'oreille ou du stéthoscope, à ses dernières pulsations, je pourrais agir presque aussitôt après.

Je ne parle pas du bruit de souffle qui disparaît nécessairement avec la mère; mais je dois mentionner les mouvements actifs du fœtus, qui ne manquent presque jamais de devenir violents et désordonnés peu d'instants avant la mort, et qui peuvent être considérés comme les dernières convulsions de l'agonie fœtale.

Est-il d'ailleurs permis d'oublier que l'opération dont il est question doit être faite sur le corps d'une femme dont la mort est plus ou moins probable, mais n'est jamais certaine dans le sens rigoureux de ce mot? N'est-ce pas une faute grave que d'agir avec trop de précipitation, quand on n'a pas du moins pour excuse l'intérêt non douteux d'une autre existence?

Je sais bien qu'on dit partout qu'il faut s'être assuré de la réalité de la mort de la mère ; mais personne n'a donné le moyen de se mettre à l'abri de l'erreur d'une manière absolue ; et je ne puis effacer de ma mémoire les faits de Vesale, de Peu, de Rigaudeaux (de Douai), etc. Je me souviens aussi des angoisses qui m'ont assailli quand, obligé de prendre un parti, je me suis demandé si la mort, chez la femme qui était devant moi, était réelle ou simplement apparente. Une seule considération me paraît assez puissante pour vaincre ces scrupules, c'est la certitude la vie de l'enfant, ou au moins de grandes probabilités sous ce rapport. Hors de là, il n'est pas de motifs, quelque respectables qu'ils soient, qui puissent imposer une autre règle de conduite. La religion, la morale, les devoirs de notre profession sont unanimes pour la faire repousser. C'est un zèle mal entendu que celui qui consiste à opérer en toutes circonstances et sans discernement. Les ministres de la religion ne peuvent désirer qu'une chose, c'est qu'on intervienne quand il est raisonnable de le faire. Au médecin seul appartient de décider, par les données fournies par la science, s'il faut agir ou s'abstenir.

Il ne faut pas oublier, d'une autre part, qu'au point de vue d'intérêts purement matériels, le médecin peut assumer sur lui une grande responsabilité. Le père qui hérite de son enfant désirera peut-être l'opération ; les parents de la femme, au contraire, dans la crainte de voir une succession leur échapper, ne voudront pas qu'on touche à son corps. Que devra faire l'homme de l'art en pareille occurrence ? Proposer l'opération si, en se fondant sur les considérations précédemment développées, il croit opportun de la faire ; s'abstenir toujours, si la famille est unanime à la repousser ; s'abstenir encore devant le refus du mari seul, en lui laissant porter toute la responsabilité de l'abstention. Dans aucun cas, comme cela est de règle dans la pratique ordinaire de la chirurgie, le médecin n'a le droit d'imposer, même ce qui est utile, autrement que par la persuasion.

Si on veut prendre en considération tout ce que j'ai déjà dit, on conviendra, j'espère, avec moi, que les indications raisonnables de l'opération césarienne *post mortem* ne se rencontrent que très-exceptionnellement.

Si, d'un autre côté, on n'oublie pas que souvent, avant que la femme ait rendu le dernier soupir, le travail de l'accouchement a commencé et produit des modifications dans le col qui rendent possible l'intervention par cette voie, on se convaincra de plus en plus de la nécessité d'une grande réserve. Je ne saurais trop insister, avec presque tous ceux qui ont étudié cette question, sur les avantages qu'offre l'extraction de l'enfant par les voies naturelles. Il ne faudrait pas craindre de porter un bistouri sur le col et de débrider par des incisions multiples. On peut obtenir de la sorte, en quelques secondes, une dilatation suffisamment grande pour faire la version ou une application de forceps.

Je déclare aussi que le médecin seul est apte à pratiquer ces diverses opérations, et surtout la section césarienne, parce que seul il a les connaissances et l'expérience suffisantes non-seulement pour les exécuter, mais surtout pour en fixer l'opportunité. Il est bien entendu que, par médecin, j'entends parler des docteurs et des officiers de santé, et je demande même une exception toute spéciale en faveur des élèves internes de nos hôpitaux, qui ne sont pas, il est vrai, pourvus d'un diplôme, mais qui, par la position qu'ils occupent, par les épreuves auxquelles ils ont été soumis, offrent toutes les garanties désirables, et qui ont déjà montré en maintes circonstances qu'ils étaient capables de parer à toutes les éventualités de l'opération césarienne *post mortem*. C'est à eux, en effet, comme on l'a déjà vu, qu'on doit un bon nombre de succès.

Ai-je besoin de dire qu'il faut procéder à cette opération avec la même prudence et les mêmes précautions que si on agissait sur la femme vivante. Ce serait une faute que de ne pas maintenir la masse intestinale dans la cavité du ventre à l'aide d'une suture méthodiquement faite.

Je m'arrête ici, messieurs, et j'aborde la seconde partie de la question.

2° *De l'opération césarienne* post mortem *pour les grossesses qui n'ont pas atteint le* 180e *jour.*

L'enfant n'étant pas viable avant la fin du sixième mois, ainsi que j'ai cherché à le démontrer, l'opération césarienne qu'on pratique avant ce terme, n'a plus qu'un seul but, celui d'administrer le baptême. Ici, comme on le voit, la question ne se présente qu'avec un intérêt purement religieux. Or, comme les hommes n'ont ni la même ferveur, ni les mêmes croyances, il devient impossible de formuler des préceptes qui s'appliquent à tous, et c'est surtout dans cette condition que le médecin doit demeurer libre d'agir selon sa conscience et ses convictions. Il ne lui appartient pas cependant de se laisser entraîner par un excès de zèle, mais il doit prendre en considération et traiter avec respect les désirs exprimés par les familles. Toutefois, c'est encore à la science qu'il doit s'adresser pour savoir distinguer les cas où il est raisonnable d'agir.

Les théologiens et les pères de l'église n'ont pas toujours été d'accord entre eux sur l'époque la plus rapprochée de la conception à laquelle il fallait recourir à l'opération cesarienne *post mortem*, et ces divergences d'opinion s'expliquent par l'incertitude dans laquelle on a toujours été sur une question capitale, à savoir à quelle époque avait lieu *l'animation* de l'embryon ou du fœtus. Il est bien entendu qu'en se servant du mot *animation*, on n'a pas voulu parler de la vie matérielle de l'œuf qui participe déjà à la vie générale de la femme avant la fécondation qui ne fait que lui imprimer une impulsion nouvelle. Ce qu'on a cherché à déterminer, c'est l'époque à laquelle *l'âme* s'unissait au corps chez le nouvel être. Sous ce rapport, on en est réduit à des hypothèses. J'ouvre en effet le traité pratique d'embryologie sacrée du père Debreyne et j'y trouve que Platon, Asclépiade, Protagoras et plusieurs stoïciens ont prétendu que *l'âme raisonnable* n'existait pas avant la naissance. Aristote, le premier, a fixé l'animation au *quarantième* jour pour les garçons, et au *quatre-vingtième* ou *quatre-vingt-dixième* jour pour les filles.

Saint Augustin, saint Thomas et tous les théologiens, d'après eux, ont adopté l'opinion d'Aristote, qui a régné jusque vers le milieu du dix-septième siècle. C'est celle qui est acceptée par Mgr Bouvier et par la pénitencerie de Rome. Disons cependant que pour ce savant prélat, il est prouvé par un grand nombre de faits récents que cette différence pour les deux sexes n'a point de fondement. Le père Debreyne va encore plus loin et déclare qu'une pareille distinction est absurde et ridicule. Je ne me serais pas permis de la caractériser aussi vertement, mais au fond je suis entièrement de son avis.

Plusieurs auteurs sacrés, au contraire, n'ont admis l'animation que lorsque les principaux membres du fœtus étaient formés, détermination vague, on en conviendra, et qu'il serait bien difficile de justifier.

De l'autre côté, Zacchias, saint Bazile, saint Grégoire de Nysse, saint Césaire, Florentini, Cangiamila, le père Debreyne et presque tous les théologiens de nos jours, admettent que l'*animation*, dans le sens que nous avons donné à ce mot, avait lieu au moment de la conception. « La vie matérielle, dit M. Debreyne, étant sous la dépendance immédiate de la faculté sensitive de l'âme, et cette faculté sensitive de l'âme ne pouvant virtuellement être séparée de la faculté intelligente de l'âme, il s'ensuit que l'âme raisonnable est unie à l'embryon au moment même de la conception. » Ne serait-il pas plus sage dans une question aussi obscure d'avouer son ignorance !

Quoi qu'il en soit, selon l'opinion qu'on s'est faite à ce sujet, on a varié sur l'époque à laquelle il fallait ouvrir la femme morte pour baptiser l'enfant. Chacun, fidèle à sa croyance, en a rapproché où éloigné le moment. Pour Cangiamila, dont les conseils paraissent faire encore autorité aujourd'hui, l'opération doit être faite non-seulement quand l'enfant est viable, mais à toutes les époques de la grossesse. A la page 60 de la traduction de son livre par l'abbé Dinouart, il veut qu'aussitôt qu'un prêtre saura qu'une femme enceinte est dangereusement malade, il exhorte les parents et les amis à pratiquer l'opération après la mort. Il veut même qu'il se comporte de la même manière, alors qu'il n'y a que des probabilités de grossesse. On demandera peut-être, dit-il à la page 62, ce qu'on doit faire à l'égard des infidèles, tels que les Mahométans et les Juifs ? Il n'hésite pas à répondre qu'il faut pratiquer l'opération césarienne, malgré l'opposition du père, pourvu qu'on puisse la faire en secret. A la page 63, il parle de la conduite que doit tenir un prêtre qui n'entend parler de la grossesse qu'après l'enterrement de la femme. Selon lui, il doit la faire exhumer sans délai. Un peu plus loin, il enseigne qu'il faut faire tout son possible pour obtenir de pratiquer l'opération dans les grossesses de 20 jours et même plus tôt. D'après le père Debreyne, les législateurs sacrés ordonnent de faire cette opération à toutes les époques appréciables de la gestation. Lui recommande de ne jamais négliger de la pratiquer, quelque temps qui se soit écoulé depuis la mort d'une femme enceinte, fut-elle déjà inhumée, ou quelqu'opposition que voulussent y mettre les médecins, les chirurgiens ou les sages-femmes. Il semble cependant ne la conseiller qu'à partir de quarante à quarante-cinq jours de grossesse, s'éloignant un peu, sous ce rapport, des idées de Cangiamila. Cette restriction ne me paraît pas encore assez grande. En proposant l'opération césarienne pour les grossesses qui ne datent que de quelques jours ou de quelques semaines, on ne s'est pas souvenu de l'impossibilité de constater cet état d'une manière non douteuse, lorsque les choses ne sont pas plus avancées. Au lieu de dire qu'il y avait obligation d'opérer à partir de vingt jours et même plus tôt, Cangiamila aurait pu formuler son précepte d'une manière plus concise et plus complète et proposer d'ouvrir les cadavres de toutes les femmes mariées et même d'un bon nombre de celles qui ne le sont pas. Tout cela n'est pas sérieux et témoigne d'un zèle exagéré et mal entendu, destiné à nuire plutôt qu'à servir la cause qu'on veut défendre. Mais ce n'est pas tout, et ici je m'adresse surtout à M. Debreyne, non pas au prêtre et au religieux, mais au docteur en médecine. A quelle époque l'œuf fécondé s'est-il installé dans la cavité utérine? Où est placé l'utérus pendant les trois ou quatre premiers mois de la gestation? Quel est le volume de l'embryon, non pas seulement pendant les premiers jours, mais encore pendant les premières semaines? Quel est le chirurgien assez habile pour arriver sûrement jusqu'à lui à travers une incision pratiquée aux parois abdominales?...

A la facilité avec laquelle notre confrère semble glisser sur les difficultés, j'ai tout lieu de supposer qu'il n'a jamais pratiqué d'opération césarienne, car il se serait souvenu des embarras sérieux qui se présentent souvent même dans les grossesses avancées. Comment peut-il admettre qu'une personne étrangère à la médecine soit capable de les surmonter ? Que fera-t-elle seulement pour se débarrasser du paquet intestinal qui s'échappe à travers la plaie? Comment reconnaîtra-t-elle la matrice, etc. ? Tout cela est l'exagération d'un principe respectable en lui-même, mais ne pouvant conduire dans de pareilles circonstances, sans aucune compensation, qu'à une affreuse boucherie qui n'est plus de notre temps. Je sais bien qu'il suppose d'abord que la personne qui doit opérer possède les connaissances *au moins les plus nécessaires*, mais il ajoute « que si cependant on ne pouvait avoir recours aux hommes de l'art, ni même à une sage-femme, et qu'il fallut se servir du ministère de la personne même la plus inhabile à ce genre d'opération, il faudrait pourtant bien s'y déterminer sans délai, car on ne doit pas ignorer que dans un cas d'extrême nécessité toute personne, soit homme, soit femme, peut et même est obligée de faire l'incision abdominale, afin de pouvoir ondoyer le fœtus. »

Si, d'une part, *on n'oublie pas*, comme je l'ai déjà dit, qu'on opère sur une femme dont la mort est très-probable, mais n'est jamais certaine, comprend-on qu'on veuille assumer une pareille responsabilité ? C'est en vain qu'on chercherait à s'encourager dans cette résolution, en admettant que plus l'embryon est jeune et plus il est apte à résister longtemps après la mort de la mère.

Ce n'est là qu'une hypothèse déduite de quelques faits mal interprétés, mais que les expériences rigoureuses et le raisonnement ne justifient pas. J'ai tout lieu de croire qu'en examinant, par transparence, des embryons encore contenus dans les membranes intactes, on a pris pour des mouvements actifs, et par conséquent pour des témoignages de vie, des mouvements purement passifs, qu'une simple inclinaison de main peut imprimer à un petit corps qui nage dans un liquide.

En ce qui me concerne, m'appuyant sur l'impossibilité où les grandes difficultés qu'on éprouve à établir, d'une manière certaine le diagnostic d'une grossesse avant la fin du 4e mois, en tenant compte de l'incertitude de la mort de la femme, des difficultés inhérentes à l'opération faite pendant cette période, et de la presque certitude de la mort du fœtus, je déclare que jamais je ne ferai l'opération *post mortem* sur une femme qui ne serait pas au moins arrivée au commencement du 5e mois.

Que si, au contraire, la grossesse était parvenue à cette période qui se trouve comprise entre le 120e et 180e jour, je croirai devoir à la religion que je professe d'intervenir, à la condition toutefois que j'aurai acquis la certitude que l'enfant est encore vivant ou qu'il a succombé depuis quelques minutes seulement, et que surtout les signes probables de la mort de la mère se présenteraient en assez grand nombre et avec des caractères assez tranchés pour équivaloir à une presque certitude. Il est bien entendu qu'ici encore je m'arrêterai toujours devant le refus formel de la famille.

Il y a déjà bien longtemps que, pour concilier toutes les opinions, on a proposé de remplacer l'opération césarienne par le baptême intra-utérin. Tout le monde a pu lire, dans Deventer, le mémoire présenté à MM. les docteurs en théologie de l'université de Paris. L'une des questions soumise était relative au baptême par injection, et parut d'une importance assez grande pour mériter une réponse à part. Voici comment la question était posée : « Un chirurgien accoucheur, du nom de Bruhier d'Ablaincourt, représente à MM. les docteurs en Sorbonne, qu'il y a des cas, quoique très-rares, où une mère ne saurait accoucher, et même où l'enfant est tellement renfermé dans le sein de la mère, qu'il ne paraît aucune partie de son corps, ce qui serait un cas, suivant les rituels, de lui conférer, du moins sous condition, le baptême ; le chirurgien qui consulte prétend, par le moyen d'une petite canule, de pouvoir baptiser immédiatement l'enfant, sans faire aucun tort à la mère. Il demande si ce moyen, qu'il vient de proposer, est permis et légitime, et s'il peut s'en servir dans le cas qu'il vient d'exposer. »

La réponse délibérée en Sorbonne le 10 avril 1793, trouve que la question proposée souffre de grandes difficultés. Le baptême, qui est considéré comme une naissance spirituelle, suppose une première naissance. Partant de ce principe, saint Thomas n'admet pas qu'on puisse baptiser les enfants qui sont renfermés dans le sein de leurs mères. Toutefois, vu les circonstances particulières et se fondant surtout sur ce que le moyen proposé est déclaré innoffensif pour la mère, le conseil estime qu'on pourrait l'employer. Cependant pour ne pas changer une règle universellement suivie, il conseille d'en référer d'abord à son évêque, et définitivement au pape, qui a le droit d'expliquer les règles de l'Eglise et d'y déroger dans certains cas. Le conseil, d'ailleurs, établit que si, contre toute attente, les enfants dont ils s'agit venaient au monde vivants, il serait nécessaire de les baptiser de nouveau sous condition.

Plus récemment, M. le docteur Thirion (de Namur) a porté la même question devant l'Académie royale de médecine de Belgique. C'est dans la séance du 27 avril 1845 que M. le docteur Seutin fit un rapport sur le travail de ce médecin, qui se résume dans la proposition suivante : « L'opération césarienne que le prêtre isolé est obligé de faire immédiatement après la mort de la femme, afin de baptiser l'enfant, doit être abolie et remplacée exclusivement par le procédé vagino-utérin, expliqué par plusieurs théologiens, mais perfectionné. »

Ce procédé consiste dans l'introduction dans la cavité de la matrice, par l'ouverture de son col, d'une sonde creuse, ouverte à ses deux extrémités, afin d'injecter de l'eau sur la partie de l'enfant qu'elle rencontrera. Si une partie de l'enfant était descendue dans l'excavation, on pourrait injecter sans sonde. Par ce moyen, dit M. Thirion, on ne verra plus un prêtre faire une opération césarienne dans un cas douteux de mort pour la mère, et à la suite de laquelle il n'a trouvé qu'un enfant sans vie.

La section, par l'organe de son rapporteur, déclare que M. Thirion avait soulevé deux questions, l'une médicale, l'autre théologique. Abandonnant cette dernière à qui de droit, et reconnaissant son incompétence, elle se borne à reconnaître qu'une main exercée peut introduire une sonde dans la cavité utérine et mettre un liquide en communication soit avec les membranes, soit avec le fœtus.

Une discussion s'étant engagée, divers membres prennent la parole. M. Varlez pense qu'une pareille question n'a rien de scientifique, et il termine en demandant l'ordre du jour.

M. Fallot, au contraire, trouve que la proposition de M. Thirion se rattache à une question d'ordre public, et il demande qu'on la prenne en considération.

L'heure étant très-avancée, la discussion est renvoyée à la séance suivante.

M. Gunier fait voir que la question posée par M. Thirion n'est pas nouvelle, et il expose la solution qui lui a été donnée par les théologiens et les moralistes, qui tous sont d'avis que le baptême intra-utérin n'est pas suffisant.

M. Martens est d'avis que le prêtre isolé doit pratiquer l'opération césarienne, le baptême utéro-vaginal n'étant pas valable, au dire de toute les autorités religieuses.

M. Didot déclare que ce sera toujours une chose déplorable de voir un prêtre se transformer en chirurgien pour plonger ses mains dans les entrailles d'une femme dont la mort est tout au moins problématique. Il connaît un fait à peu près semblable à celui dont a parlé M. Thirion. En voici l'analyse. Une femme grosse de sept mois est prise de vertiges, et bientôt de convulsions, suivies de coma. Un médecin est appelé et trouve le cas fort grave. En effet, la mort survient six heures après. Le lendemain, treize heures après la mort, le curé de l'endroit fait appeler un boucher et lui ordonne d'ouvrir le ventre de la femme, afin de pouvoir baptiser l'enfant; ce qui fut fait, quoique sa mort fut évidente. Cette affaire fit du bruit. Une plainte fut portée au parquet de Dinant, et une instruction fut commencée.

C'est en se souvenant de cas semblables que M. Didot comprend que M. Thirion se soit adressé à l'Académie pour obtenir par un moyen quelconque une sorte de transaction qui permette de faire disparaître de pareils abus.

MM. Marinus, Langlet, de Lavacherie, Lebeau, Verbeeck et quelques autres membres parlent encore pour ou contre la proposition, et en définitive l'Académie vote la proposition de la commission, légèrement modifiée par M. Martens.

Le Père Debreyne applaudit aux intentions toutes chrétiennes du Dr Thirion; mais il pense qu'il s'est fait illusion sur son mode de baptême; il le trouve tout au plus applicable dans quelques cas rares, mais il se demande ce qu'on peut espérer de l'emploi de la sonde lorsque l'orifice de l'utérus est plus ou moins exactement fermé. Cette opération difficile même pour le médecin devra, d'après lui, inspirer une invincible répugnance aux ecclésiastiques par le caractère d'indécence et d'inconvenance qu'elle comporte. D'ailleurs, si la femme meurt, il n'en faudra pas moins faire l'opération césarienne, puisque, dit-il, le baptême administré au moyen de la sonde doit être considéré dans l'espèce comme douteux ; car il sera impossible de savoir si l'eau a été mise en contact avec la tête, et, tant que l'on n'aura pas acquis cette certitute, le baptême doit être réputé douteux, l'eût-on même appliqué à un des membres. C'est la décision expresse de Benoît XIV. C'est aussi l'opinion de Cangiamila, qui est conforme à celle exposée dans le Rituel romain. M. Debreyne ajoute qu'il peut arriver qu'il y ait plusieurs enfants dans la matrice ; de là encore pour lui la nécessité de faire l'opération.

En outre, il se demande ce que deviendrait le baptême des embryons avec le principe de M. Thirion. Comment baptiser avec la sonde dans les premiers mois ? Cela lui paraît impossible. Quant à l'ablution ne portant que sur les enveloppes fœtales, elle lui semble encore plus douteuse que le baptême appliqué aux membres. C'est la tête seule qui fait essentiellement l'être humain, mais la tête unie au tronc : voilà l'homme vrai et seul sujet du baptême, fût-il même privé de tous ses membres.

Je pourrais rappeler encore plusieurs autres discussions relatives au même sujet ; mais ce qui précède suffit pour montrer que les tentatives des médecins pour faire accepter le baptême intra-utérin par les autorités religieuses n'ont pas, il s'en faut, été couronnées d'un succès complet, et qu'aujourd'hui encore cette question est loin d'être définitivement résolue. Il n'appartient pas à l'Académie, je le sais, de faire cesser l'incertitude ; mais je puis du moins, en ce qui me concerne, émettre le vœu que cette question soit de nouveau examinée par les législateurs sacrés ; et si, après y avoir réfléchi, ils voulaient, tenant compte de ce que nous avons dit à propos de l'opération césarienne, accepter la validité du baptême intra-utérin, ils auraient rendu un véritable service à la religion et apaisé beaucoup de scrupules en ne demandant pas aux médecins d'ouvrir le ventre d'une femme qui vient de mourir, alors que la grossesse n'a pas atteint le 180e jour.

Messieurs,

Arrivé au terme de cette longue discussion, je vous demande la permission d'en résumer les points les plus saillants dans les propositions suivantes :

1° Le médecin est le seul juge compétent de la détermination qu'il croit devoir prendre relativement à l'opération césarienne *post mortem*. La loi lui laisse toute la liberté d'action dont il a besoin, et il serait non seulement inutile, mais dangereux de faire inscrire à ce sujet quelque article nouveau dans nos codes.

2° En fixant à 180 jours (ou à six mois révolus), la première époque de la viabilité, on prend la limite extrême. On cherche vainement une observation sérieuse qui prouve qu'on a définitivement conservé à la vie un enfant qui était né avant cette époque.

3° Lorsqu'une femme succombe pendant le cours de sa grossesse, en admettant que son enfant n'ait pas cessé d'exister avant, ou en même temps qu'elle, on peut regarder comme certain que celui-ci ne tardera pas à succomber à son tour.

4° Quelques minutes suffisent, en général, pour que la mort soit consommée. C'est ce que prouvent les faits rigoureusement observés, et ici les faits sont d'accord avec ce que nous enseigne l'anatomie et la physiologie.

5° Toutes les observations qui ont été accumulées pour prouver que plusieurs heures et même plusieurs jours après la mort d'une femme grosse, on pouvait encore retirer de la cavité utérine, un fœtus vivant, ne méritent aucune confiance.

6° En fixant à une heure, après la mort réelle de la femme, le temps que peut continuer à vivre l'enfant encore renfermé dans son sein, je fais une très large concession que ne justifient ni les faits ni le raisonnement.

7° Le médecin ne doit pas s'en tenir à de simples conjectures ; il a à sa disposition un moyen qui est à peu près infaillible quand on sait l'employer. Je veux parler de l'application de l'auscultation.

8° Pour les grossesses qui ont dépassé l'époque de la viabilité, les battements du cœur fœtal, surtout dans les conditions particulières où on se trouve, sont possibles à percevoir. Leur absence, constatée depuis plusieurs minutes, peut être considérée comme la preuve de la mort de l'enfant.

9° Quand l'occasion d'opérer paraît convenable, il ne faut le faire qu'après s'être assuré autant que possible de la réalité de la mort de la mère.

10° La nature de la maladie qui a fait succomber cette dernière, a une grande influence sur la vie de l'enfant.

11° Avant de recourir à l'opération césarienne il importe de s'assurer si l'enfant peut être extrait par les voies naturelles. Il faut préférer la version, l'application du forceps et même l'accouchement forcé avec les débridements du col toutes les fois que l'état des parties permet d'y recourir.

12° C'est à l'homme de l'art seul qu'il appartient de pratiquer de semblables opérations, et il est bien entendu qu'il faut toujours la faire avec le même soin et les mêmes précautions que s'il s'agissait d'une femme dont la vie ne fut doûteuse pour personne.

13° Pas plus dans cette circonstance que dans la pratique ordinaire de la chirurgie, le médecin n'a le droit d'opérer sans le consentement de la famille. En cas d'opinions différentes, c'est celle du mari qui est prépondérante.

14° Quand les femmes meurent avant le 180e jour, époque où la viabilité est généralement reconnue, l'opération césarienne perd tout son intérêt scientifique. Elle ne soulève plus qu'une question religieuse, celle de l'administration du baptême.

15° Je ne pense pas qu'il soit sage et raisonnable d'y recourir avant la fin du 4e mois.

16° De quatre à six mois, ce n'est qu'exceptionnellement que j'en concevrai l'opportunité, et ce serait à la condition qu'on aurait positivemement constaté la persistance de la vie de l'enfant ou la cessation toute récente de ses manifestations.

17° Il serait à désirer que le baptême intra-utérin à l'aide d'une injection pût-être reconnu valable par les autorités religieuses. Cette pratique serait acceptée par tout le monde et mettrait un terme à beaucoup d'hésitations et à beaucoup d'inquiétudes.

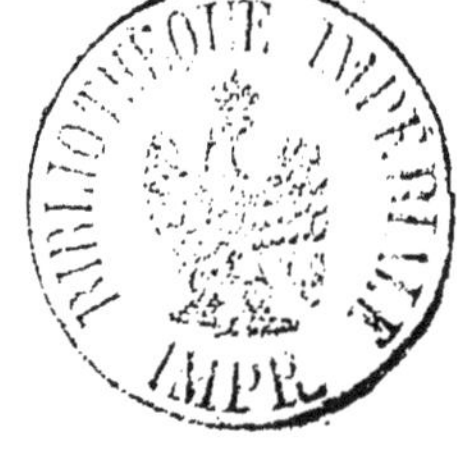

www.ingramcontent.com/pod-product-compliance
Ingram Content Group UK Ltd.
Pitfield, Milton Keynes, MK11 3LW, UK
UKHW021130230726
13926UKWH00002B/699